Die Deutsche Bibliothek – CIP-Einheitsaufnahme
Ein Titeldatensatz für diese Publikation ist bei der Deutschen Bibliothek erhältlich.

Dieses Buch wurde auf chlorfreiem,
umweltfreundlich hergestelltem Papier gedruckt.

In neuer Rechtschreibung

Text: Liane Purol/Gaby Scholz
Illustrationen: Axel Nocker
Lektorat: Petra-Marion Niethammer
Grafik: TAB Werbung, Stuttgart
Druck: L.E.G.O., Vicenza, Italien
ISBN: 3-89748-711-X

Dino entertainment AG im Internet: www.DinoAG.de
Bücher – Magazine – Comics

Der Muthase

Text
Liane Purol/Gaby Scholz

Illustrationen
Axel Nocker

Dino

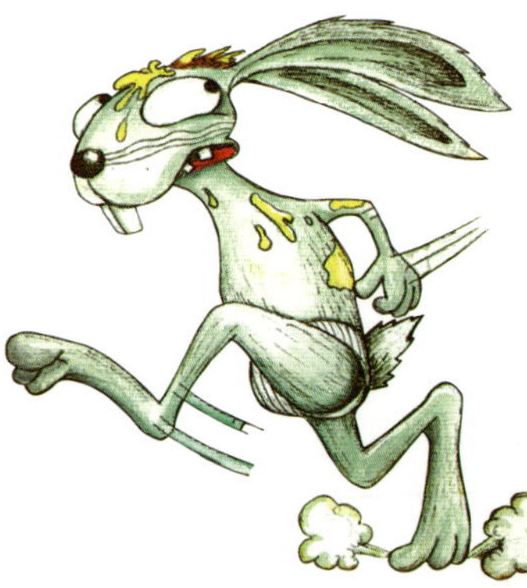

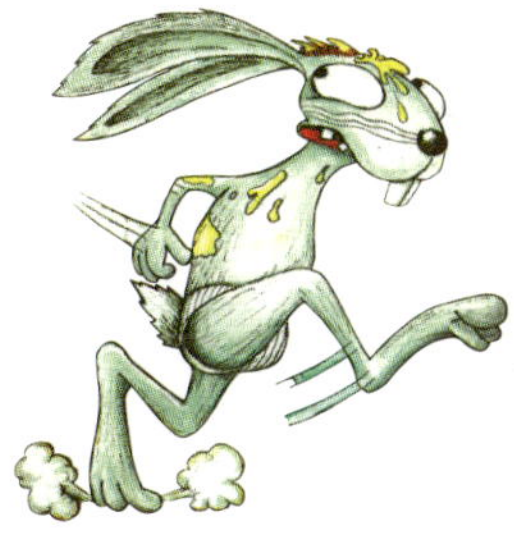

Für alle Muthasen-Fans

Endlich ist er da - der Muthase!
Ich freue mich riesig, dass aus Elisabeths Abenteuergeschichten mit dem lustigen Langohr nun ein richtiges Buch entstanden ist.
Wie Benny seine Angst verliert und ein echter Muthase wird, erfahrt ihr auf den folgenden Seiten.
Allen kleinen und großen Lesern wünsche ich dabei viel Spaß!
Auf dass aus Angsthasen immer mehr Muthasen werden!

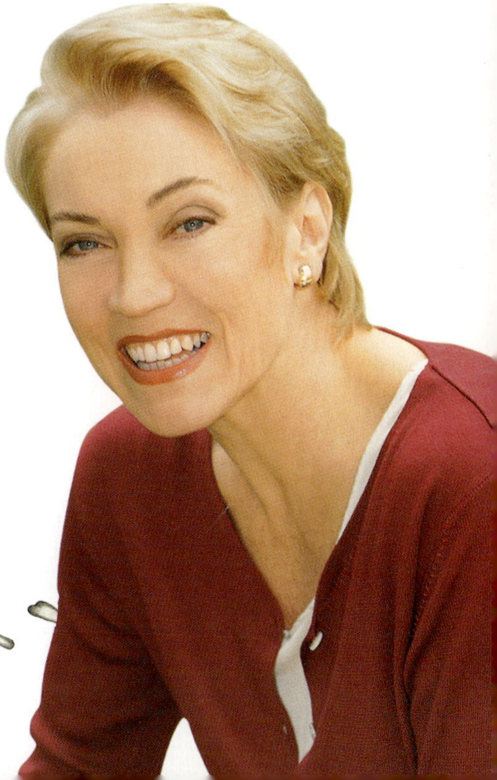

Eure [illegible]
als Elisabeth Meinhart

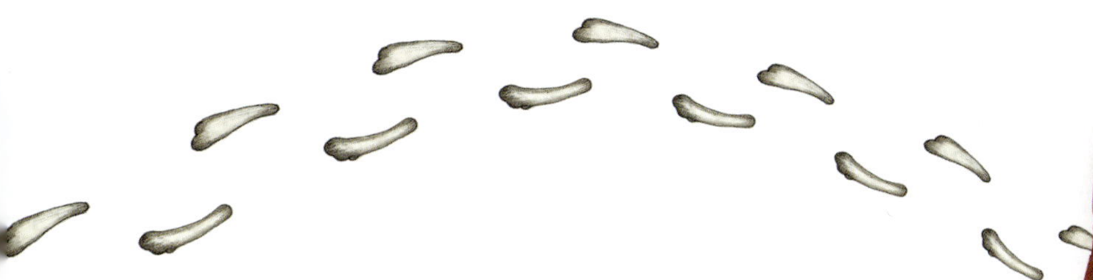

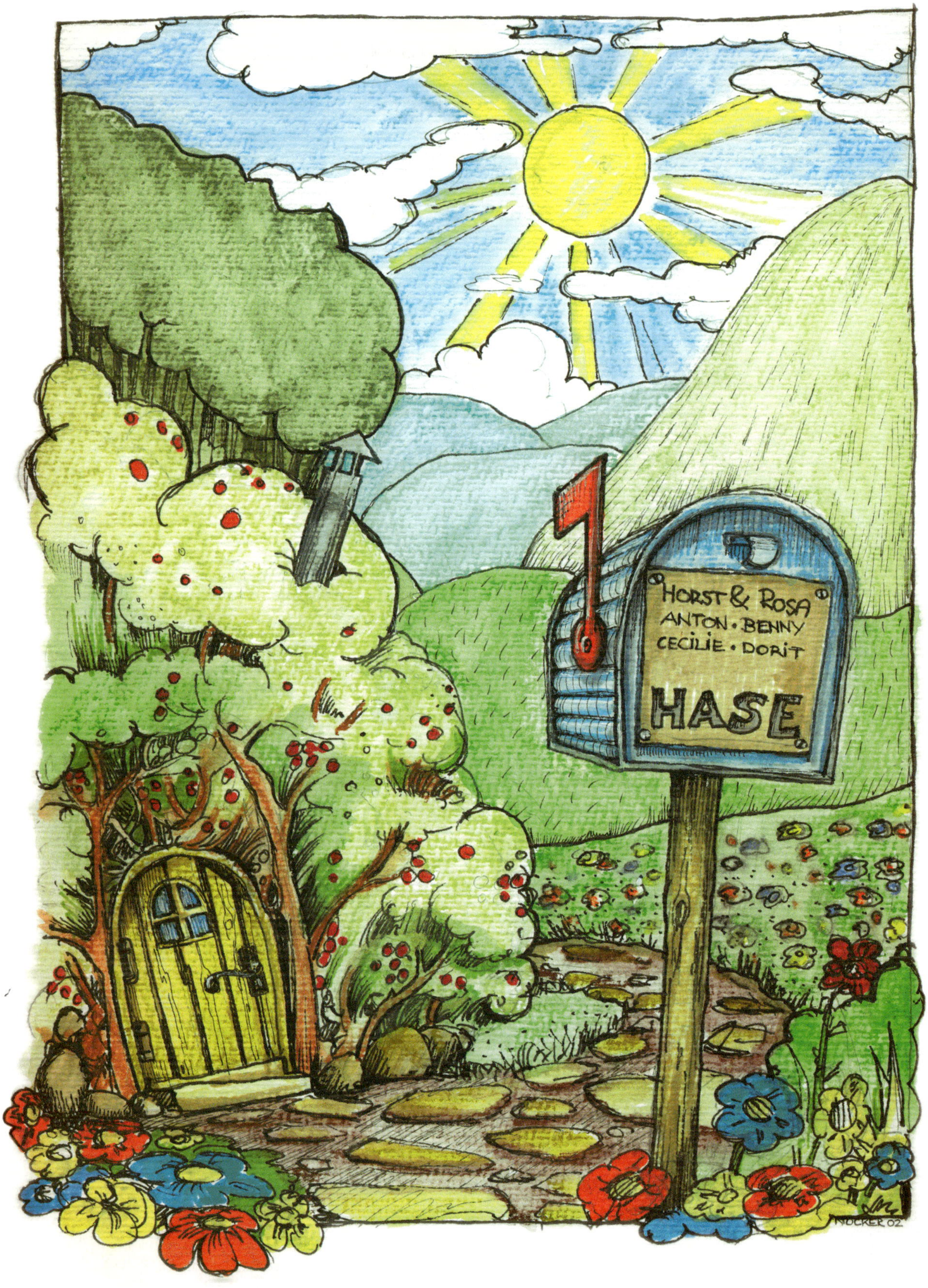

HORST & ROSA
ANTON • BENNY
CECILIE • DORIT
HASE

Zwischen dem Kornfeld und der Kuhwiese, am Rand des Waldes, genau unter einem Brombeerbusch, lebte Familie Hase. Weil es so viele Familien mit dem Nachnamen Hase gab, standen auf dem Briefkasten neben der Haustür die Namen aller Familienmitglieder. Jeder Besucher wusste daher, dass hier Mama Rosa und Papa Horst Hase mit ihren Kindern Anton, Benny, Cecilie und Dorit wohnten. Und weil die Haseneltern Kinder sehr mochten, hatte Papa sogar noch etwas Platz auf dem Schild gelassen.

Familie Hase war eine muntere Familie. Es wurde viel gelacht und auch mal gezankt. Die Eltern gingen zur Arbeit und die Kinder besuchten die Hasenschule. Alles lief völlig normal, wenn – ja, wenn – da nicht Benny gewesen wäre.
Benny, das zweite Kind der Hases, lernte in der Schule fleißig. Auch sonst war er sehr artig, sogar zu seinen Geschwistern! Dabei wollte Benny gerne anders sein! Zum Beispiel so mutig wie sein großer Bruder Anton oder so vorlaut und frech wie seine jüngeren Schwestern Cecilie und Dorit.

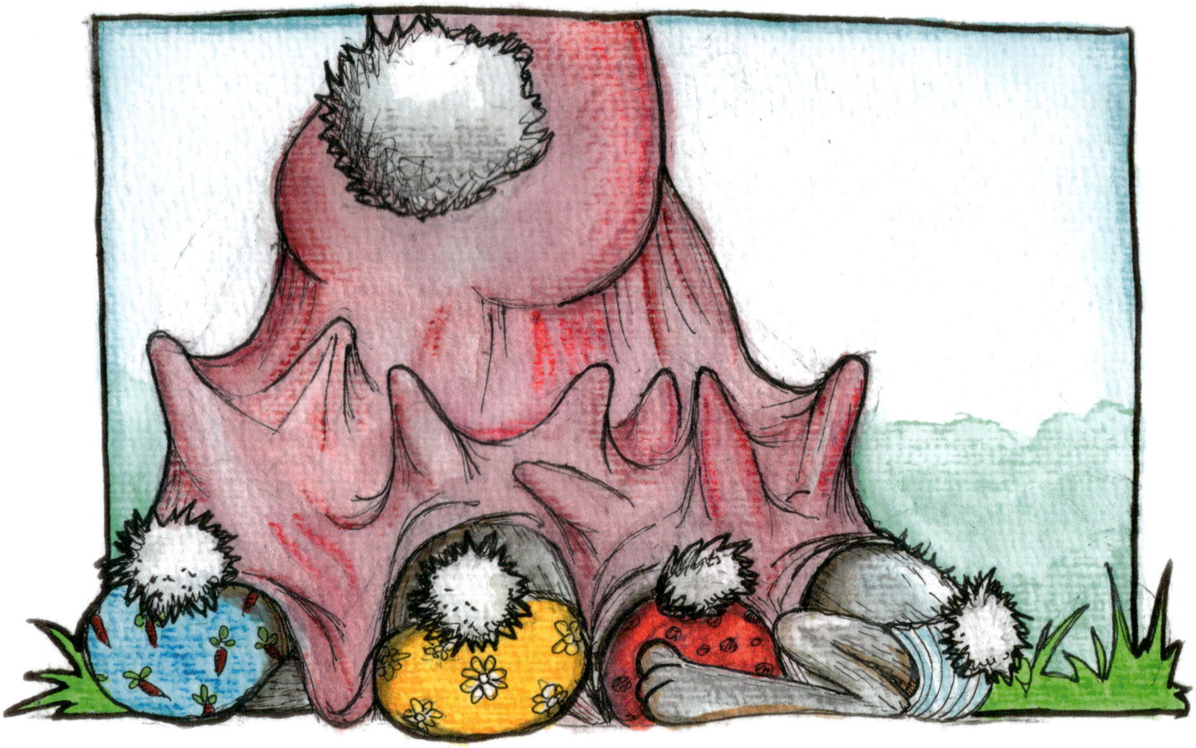

Benny aber hatte immer Angst! Dunkelheit fand er furchtbar, besonders allein im Wald. Er lief ängstlich vor lauten Geräuschen davon. Und vor Wasser – brrr! – sowieso. Zudem hatte er Angst an fremden Orten und vor allem Unbekannten – vor Menschen oder anderen Tieren. Wenn dann so eine Angst in ihm hochgekrochen kam, fing er zu bibbern und zu zittern an – wie Wackelpudding! Früher, als er und seine Geschwister klein waren, versteckten sich alle unter Mamas Rock. Und sie kamen erst wieder hervorgekrochen, wenn Mama lachend sagte: „Ihr Angsthasen! Das ist doch nicht schlimm!"
Während die Angst bei Anton, Cecilie und Dorit mit der Zeit nachließ, schien sie bei Benny auf ewig bleiben zu

wollen. „Angst zu haben ist manchmal normal“, seufzte Mama Hase, strich ihrem Zweitgeborenen über die Löffelohren und umarmte ihn zum Trost. Benny ärgerte sich trotzdem über diese dumme, doofe Angst. Wegen dieser Angst konnte er auch nicht an den Wochenendausflügen mit Papa teilnehmen. Papa Hase nahm seine Kinder dann mit in den finsteren Wald oder zum gefährlichen Bauernhof! Bennys Geschwister übten dort das Sich-vor-dem-Hofhund-Verstecken, das Hakenschlagen und das Stibitzen von köstlichen Möhren. Nur Benny ‚Angsthase‘ hockte stets daheim bei Mama.

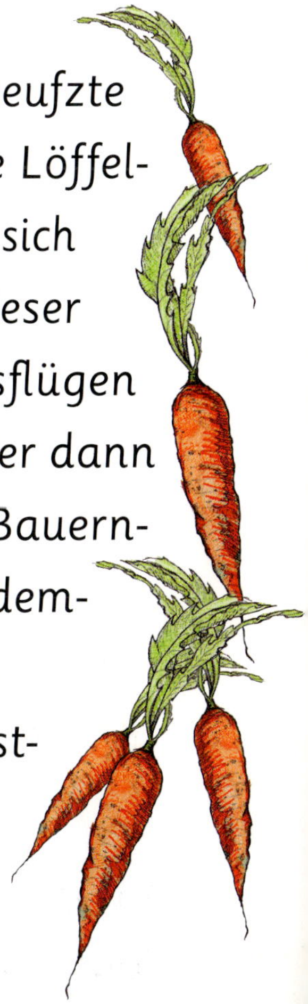

Noch ärgerlicher wurde die Sache mit der Angst, als Anton, Cecilie und Dorit anfingen ihrem Bruder Streiche zu spielen. Einmal legten sie Benny eine haarige Spinne ins Bett.

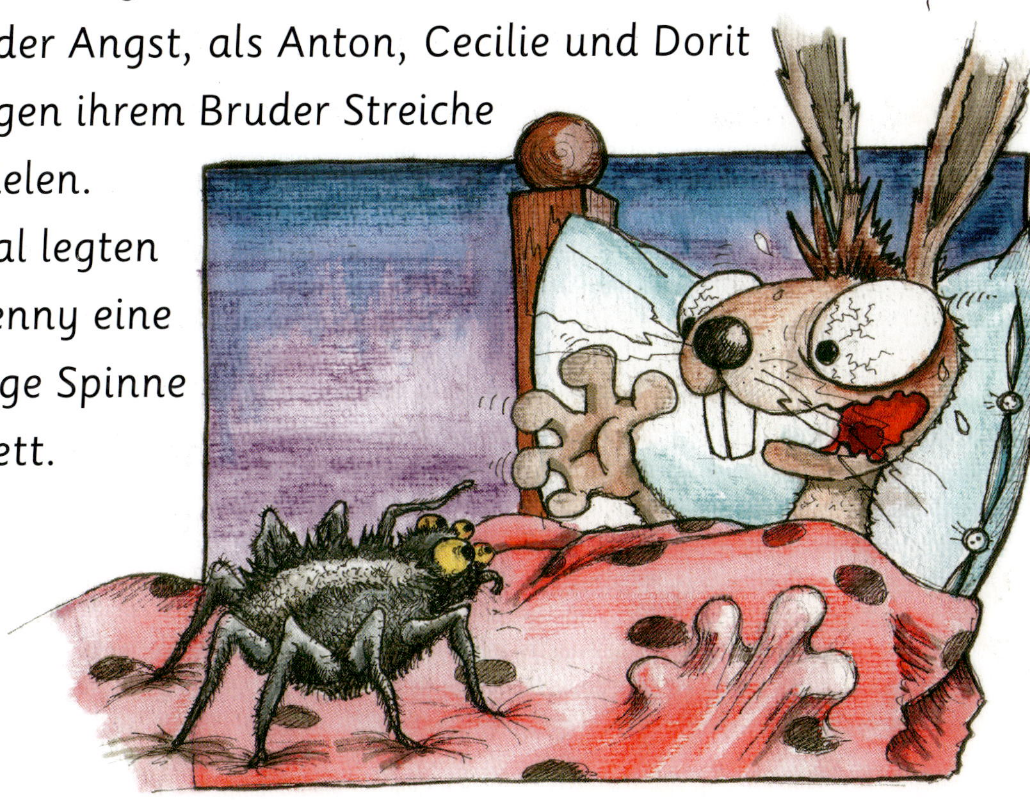

Ein anderes Mal knipsten sie blitzschnell das Licht aus, als er auf dem Klo saß. Oder sie hockten unter einem Strauch und machten „Buh!“, wenn Benny entlanggehoppelt kam. Und sobald Benny ängstlich zu bibbern anfing, kugelten sie sich vor Lachen.

Eines Nachts, als Mama und Papa im Löwenzahn-Eck ihren Hochzeitstag feierten, da wollten die drei Geschwister ihren Bruder so doll erschrecken wie noch nie! „Lasst uns Gruselnacht spielen!“, schlug Dorit vor. Die beiden anderen Hasenkinder waren von dem Vorschlag hellauf begeistert. Anton biss in Mamas Tischdecke zwei Löcher und zog sie über den Kopf. Cecilie schnitt in einen hohlen Kürbis ein Gruselgesicht und stülpte es über. Dorit nahm ein Bettlaken und versteckte sich mit einer Ratsche darunter. Als Letztes schob Anton einen aufgeblasenen

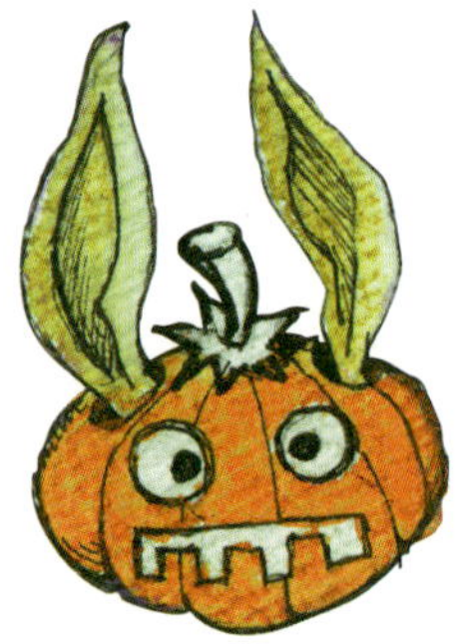

Luftballon und eine Stecknadel unter seinen Umhang. Fertig war die Gruselgesellschaft! „Los geht‘s!“, flüsterte Cecilie. Leise schlichen sie zu Benny, der tief und fest schlief. Plötzlich brach ein Heidenlärm los: Anton stach – peng! – in den Luftballon,

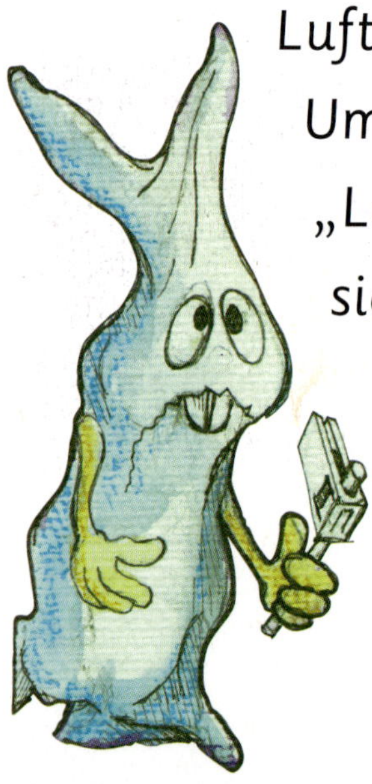

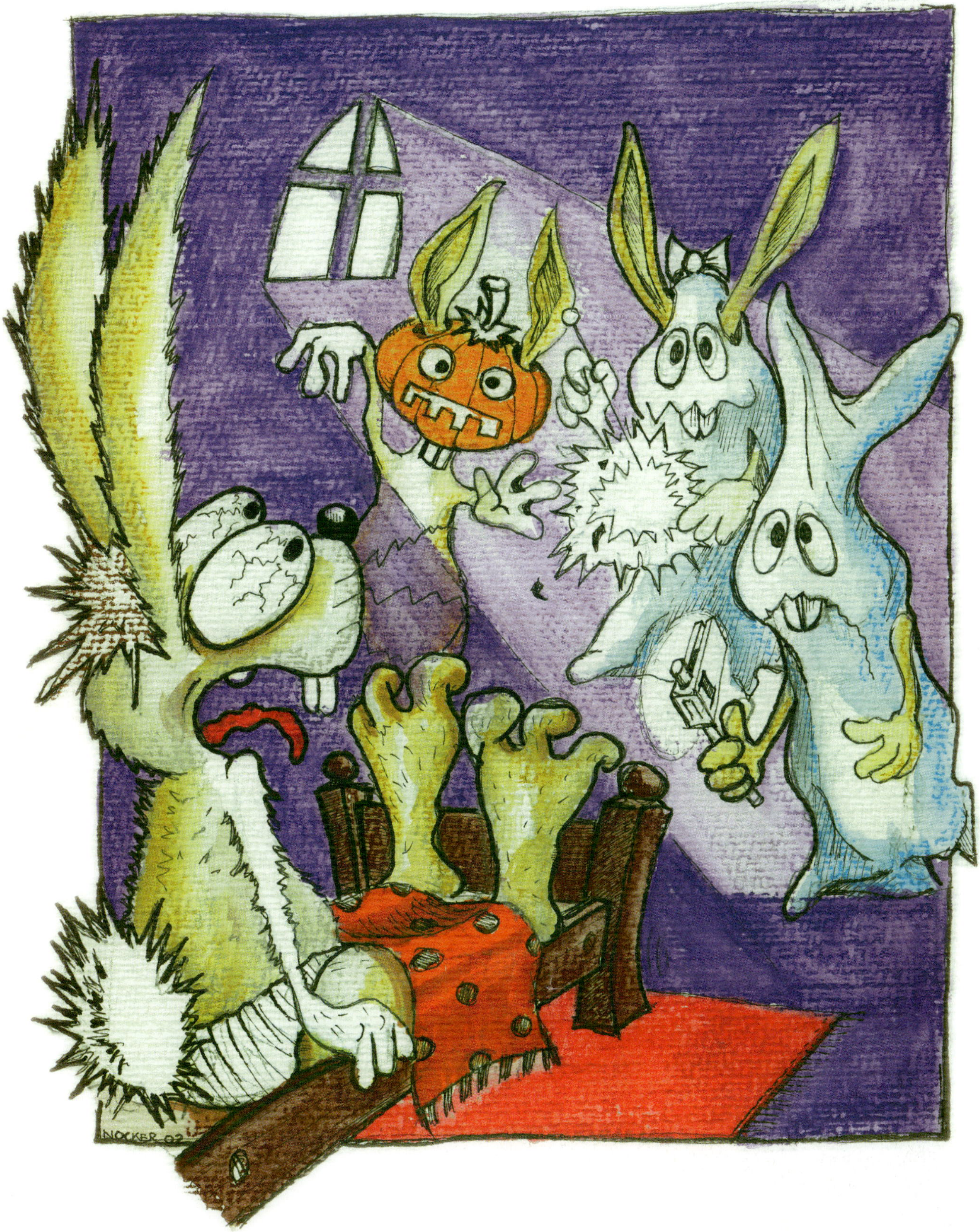
NOCKER 02

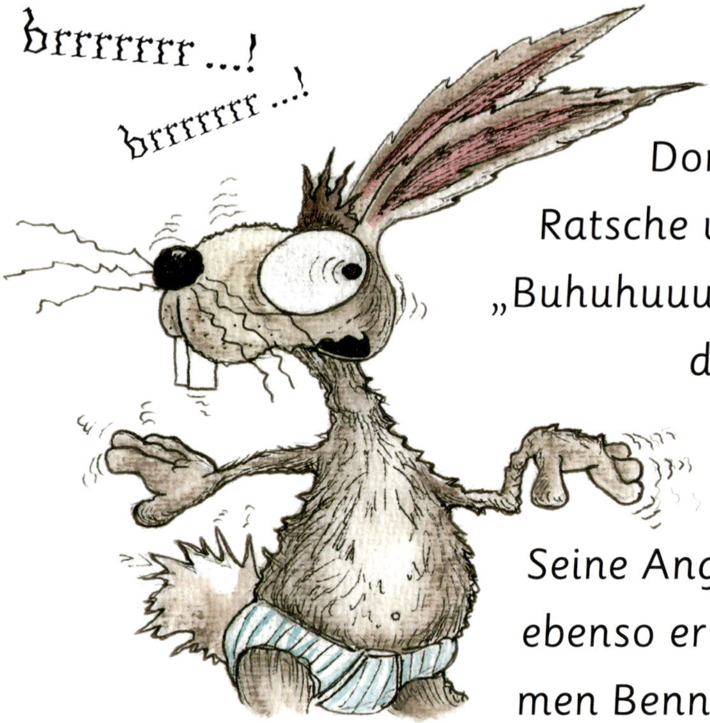

Dorit ratterte mit der Ratsche und zu dritt johlten sie: „Buhuhuuu!“ Benny schreckte aus dem Schlaf, riss die Augen auf und entdeckte drei gruselige Gestalten! Seine Angst war von dem Lärm ebenso erwacht und ließ den armen Benny bibbern – wie noch nie!

„Hähä, seht euch Benny, den Angsthasen, an!“, kicherte Anton. Und „Angsthase, Angsthase!“, trällerten die beiden Schwestern.

Am liebsten hätte Benny sich mit den Geschwistern gezankt oder sie bei den Eltern verpetzt! Aber dafür war Benny viel zu brav. Fortan nannten ihn seine Geschwister nur noch Angsthase.

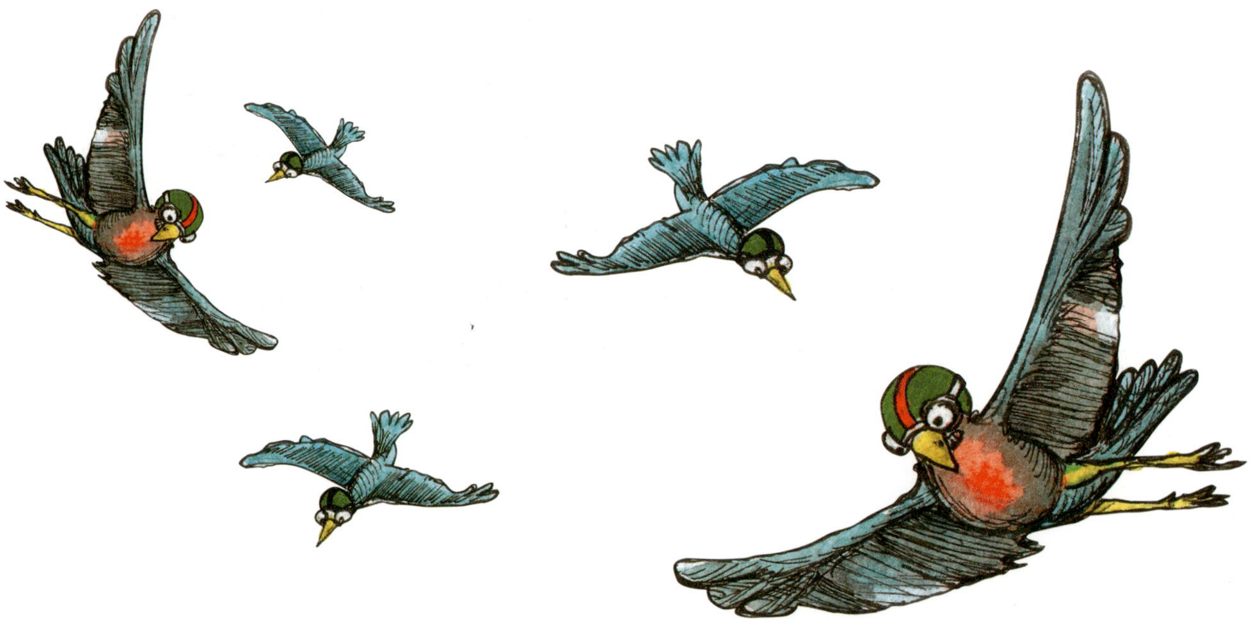

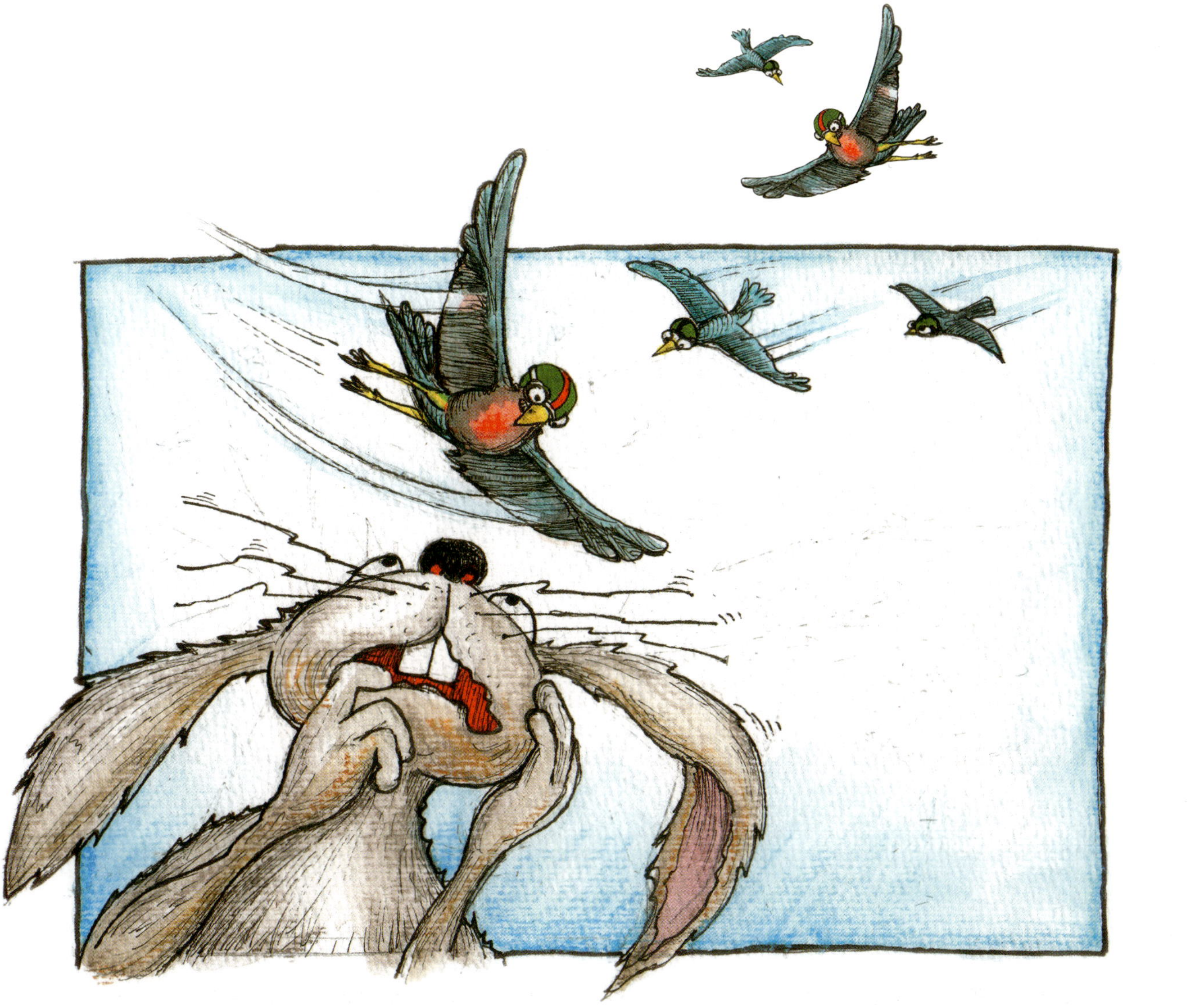

Als sich Bennys Spitzname bei den anderen Tieren herumgesprochen hatte, ärgerten ihn einige dreiste Vögel und Bienen ebenfalls. Die Vögel machten sich einen Spaß daraus, Benny einen Schreck einzujagen. Sie flogen im Steilflug auf ihn zu und drehten knapp über seinen Hasenohren ab. Und ein paar Honigbienen bewarfen Benny mit Blütenstaub und juchzten: „Schau, Angsthase, es schneit!“

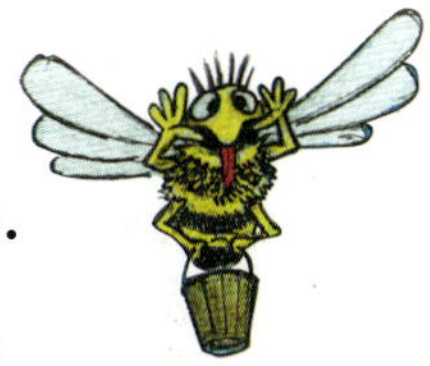

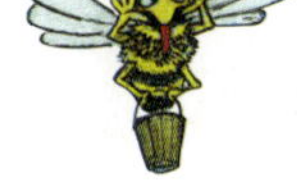

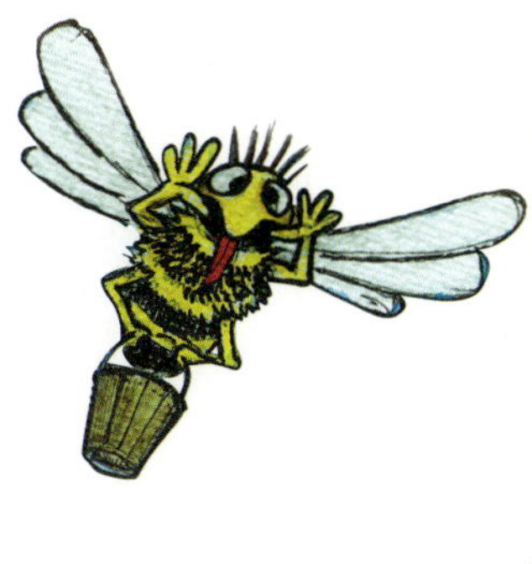

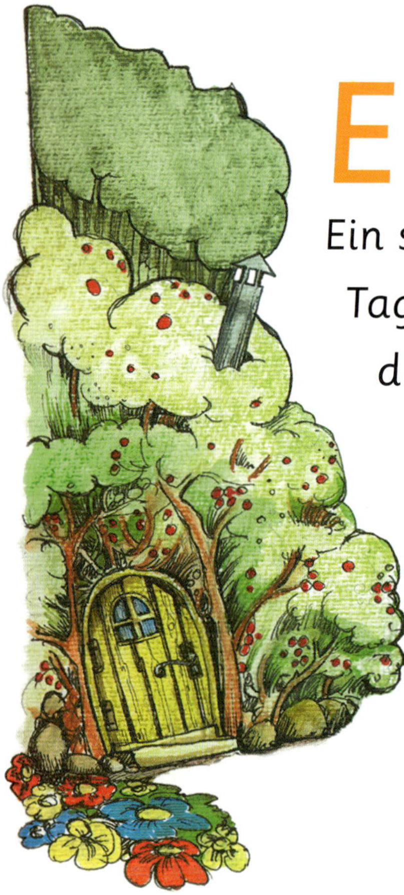

Eines Tages kam Papa Hase mit einer aufregenden Nachricht vom Feld: Ein stattlicher Bär streifte seit ein paar Tagen durch den Wald! Alle Hasenkinder durften ab sofort nicht mehr zum Spielen dorthin gehen. Benny war das Waldverbot egal. Er spielte sowieso nie dort, sondern immer auf der Kuhwiese.

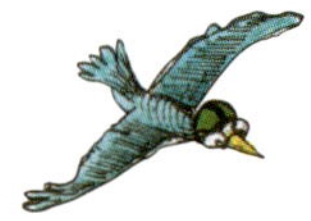

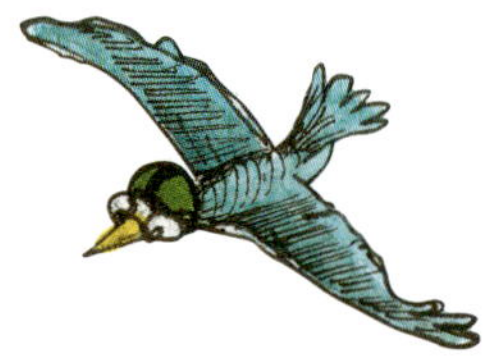

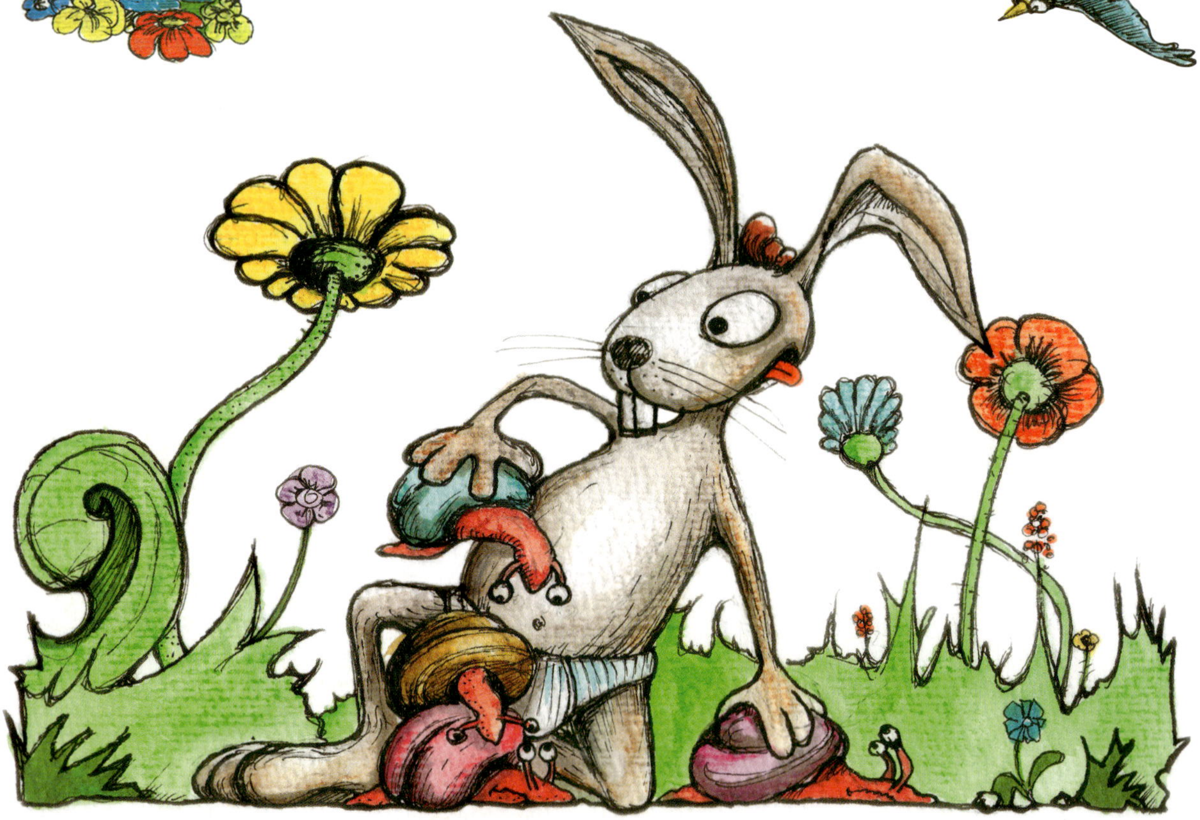

Die befand sich ganz in der
Nähe von daheim, da war es übersichtlich, er konnte jeden Feind
von weitem sehen, und schöne
Blumen gab es auch.
Hier hockte er also, knabberte Löwenzahn und träumte davon, wie er – Benny,
der Angsthase – mutig wurde.
Und er träumte von einem Freund.

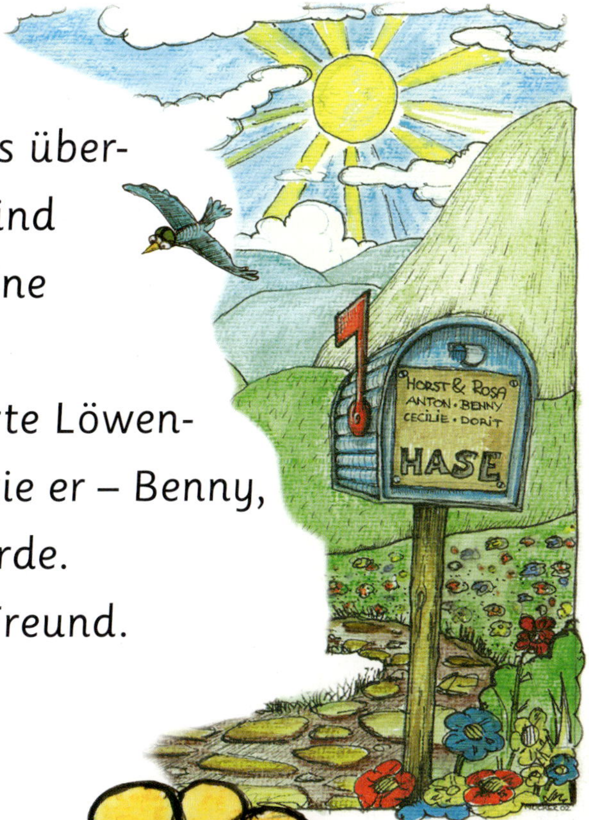

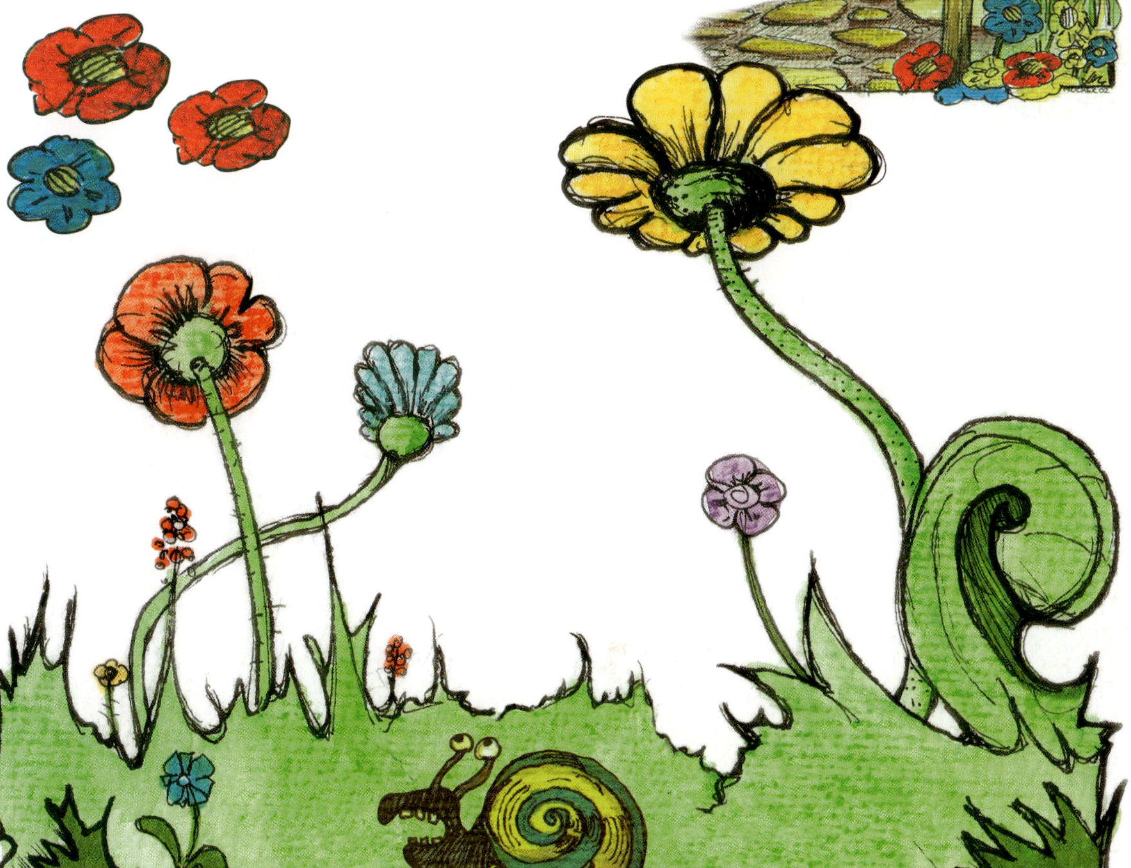

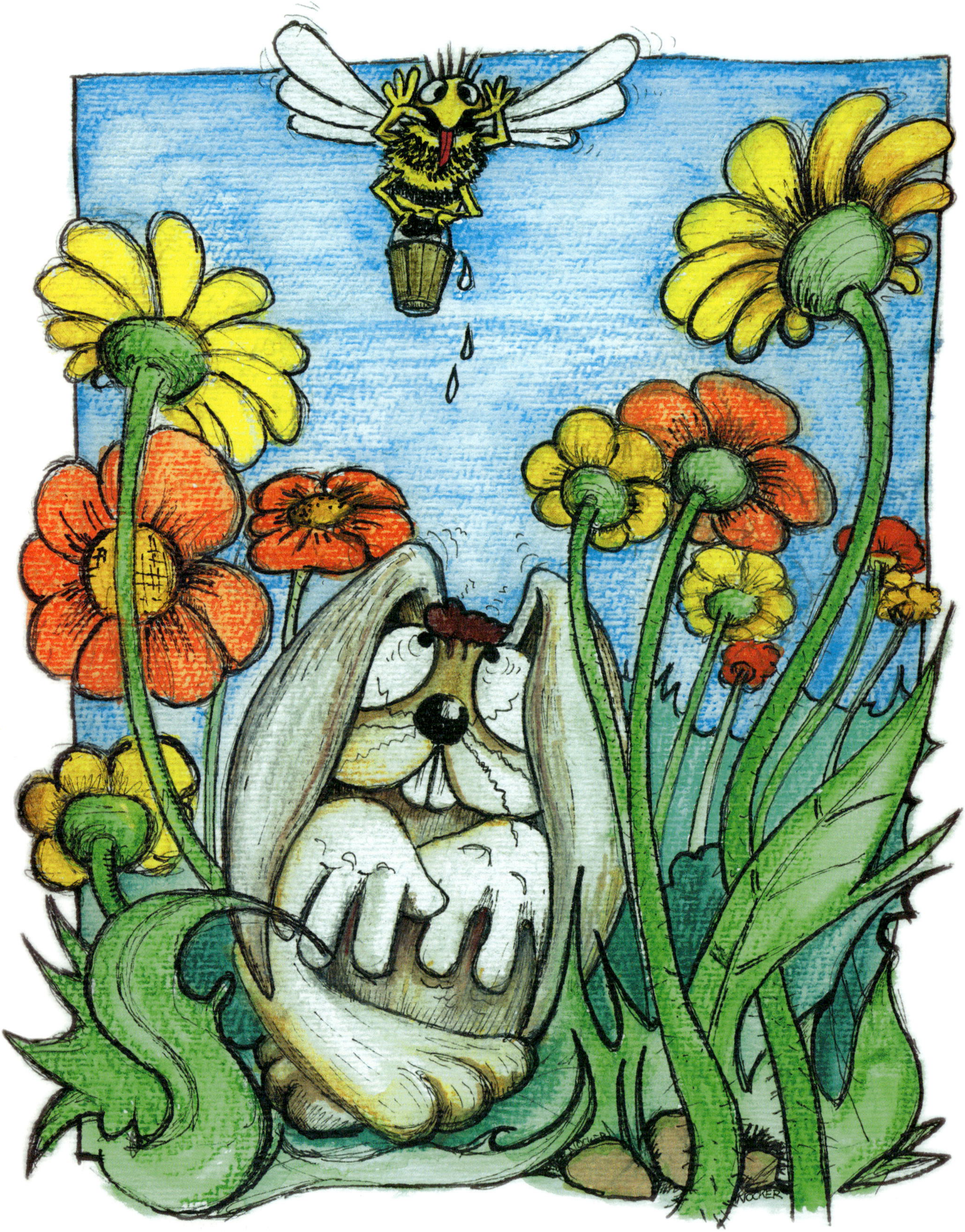

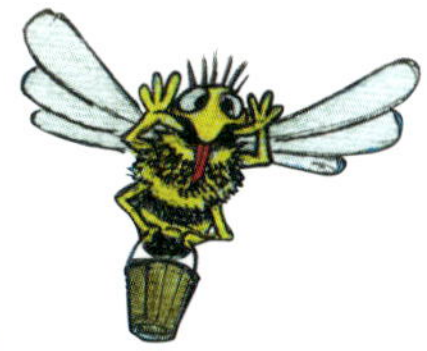

Benny war so in seine schönen Träume vertieft, dass er die lästigen Bienen, die angeflogen kamen, völlig übersah! Diesmal waren sie schwer bepackt mit Honig, den sie vor dem Bären-Schleckermaul in Sicherheit bringen wollten. „Jetzt sind wir zwanzig Mal hin- und hergeflogen, um unseren Wintervorrat zu retten“, stöhnte die frechste aller Bienen. „Ich finde, wir haben uns ein Späßchen verdient, oder?“
Und weil alle Bienen Spaß haben wollten, riefen sie: „Hallo-ho, Benny **Angsthase**! Sieh mal, es regnet!“
„Regen? O nein!“, seufzte Benny und guckte ängstlich zum Himmel.

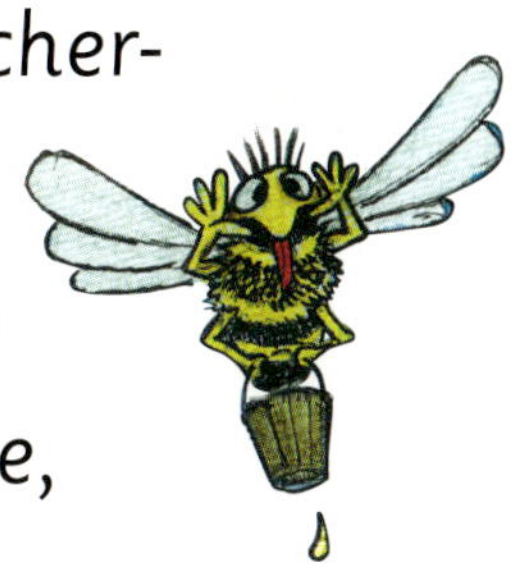

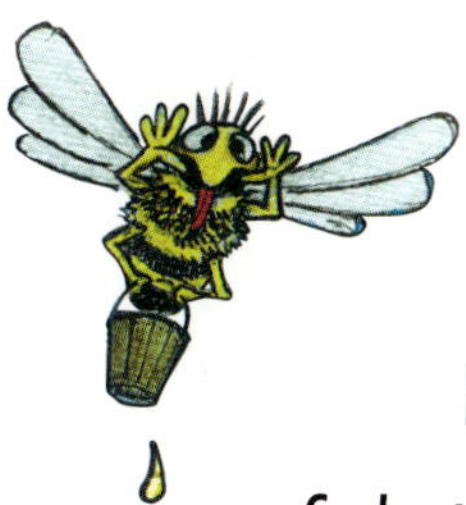

Platsch!, klatschte der erste Honigtropfen auf seinen Kopf. Benny sprang hoch, lief los. Klatsch!, der zweite und dritte Honigtropfen folgten sogleich. „Die Bienen! Ich muss mich verstecken!“, schniefte Benny. „Am besten drüben – am Waldrand.“ Der Honig verklebte seine Augen. Er blinzelte, rannte weiter. „Lauf, du **Angsthase**!“, lachten die Bienen.

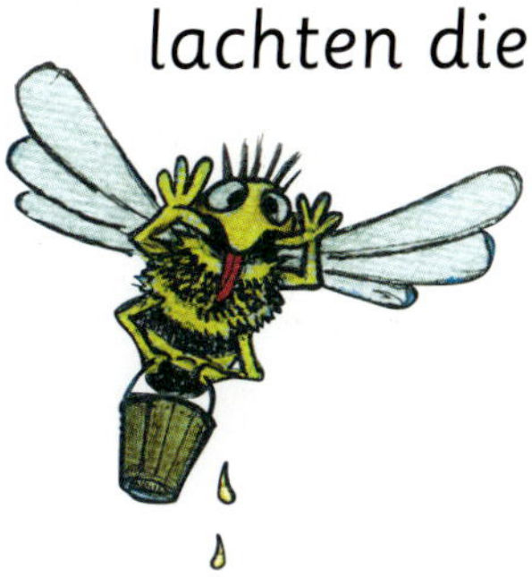

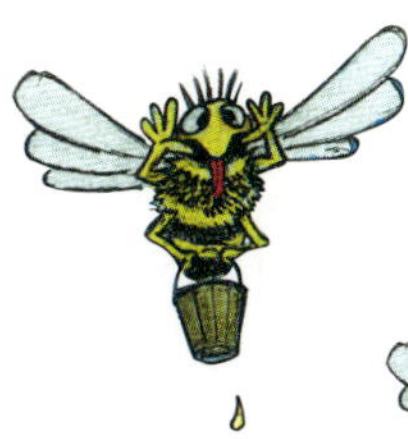

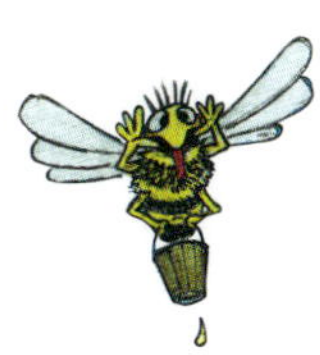

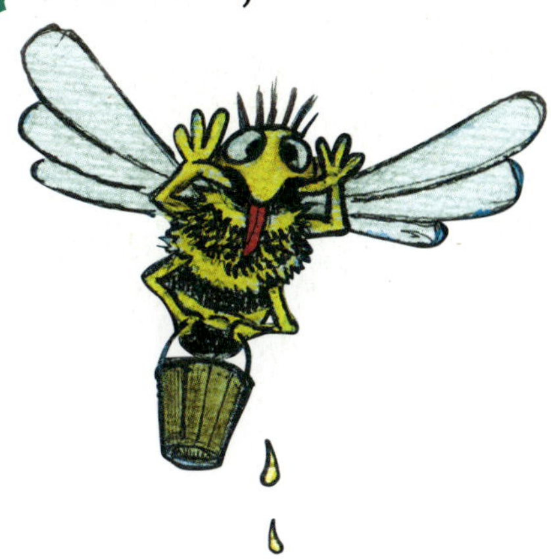

Als Benny den Waldrand erreichte, krachte er gegen einen breiten Baumstamm. „Seltsam", dachte Benny. „Der Stamm fühlt sich so weich und flauschig an!" Da hörte er die Bienen kreischen: „Nichts wie weg! Der Bär!"

Und bevor Benny sich aufrappeln konnte, packte der Bär zu und hob ihn – Benny, den Angsthasen – hoch. Bibber-Benny starrte mit aufgerissenen Hasenaugen in munter blitzende Bärenaugen. Der Bär schnupperte an Benny und brummte: „Hmm, du riechst lecker!" Schon kam aus dem riesigen Bärenmaul eine

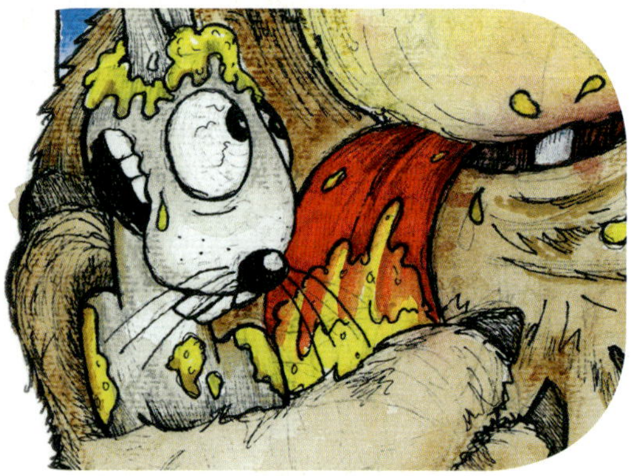

feuchte Schlabberzunge. „Schlürf!", fuhr sie direkt über Bennys Kopf. „Örks!", machte Benny. Und „Hmmm, du schmeckst gut!", schwärmte der Bär. „Ne-nee", stotterte Benny. „Ich sch-schmeck scheußlich. Da-das ist der Honig!" „Ach?", murmelte der Bär, der es nicht gewohnt war, dass ein Honighäschen mit ihm sprach. Erschrocken ließ der große Bär den kleinen Honighasen fallen. Und kaum hatten Bennys Bibberbeine den Waldboden berührt, da lief er los.

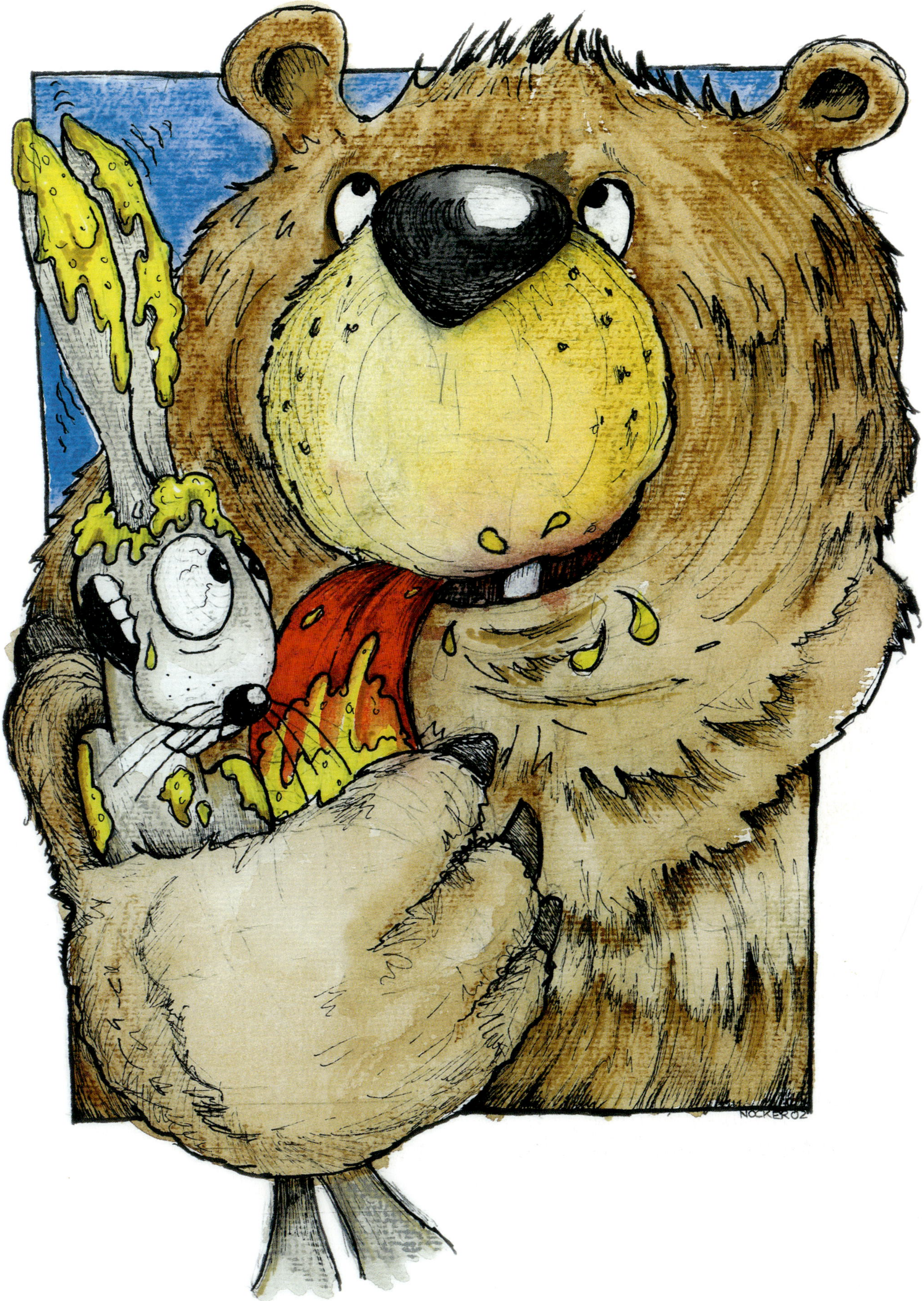
NOCKER 02

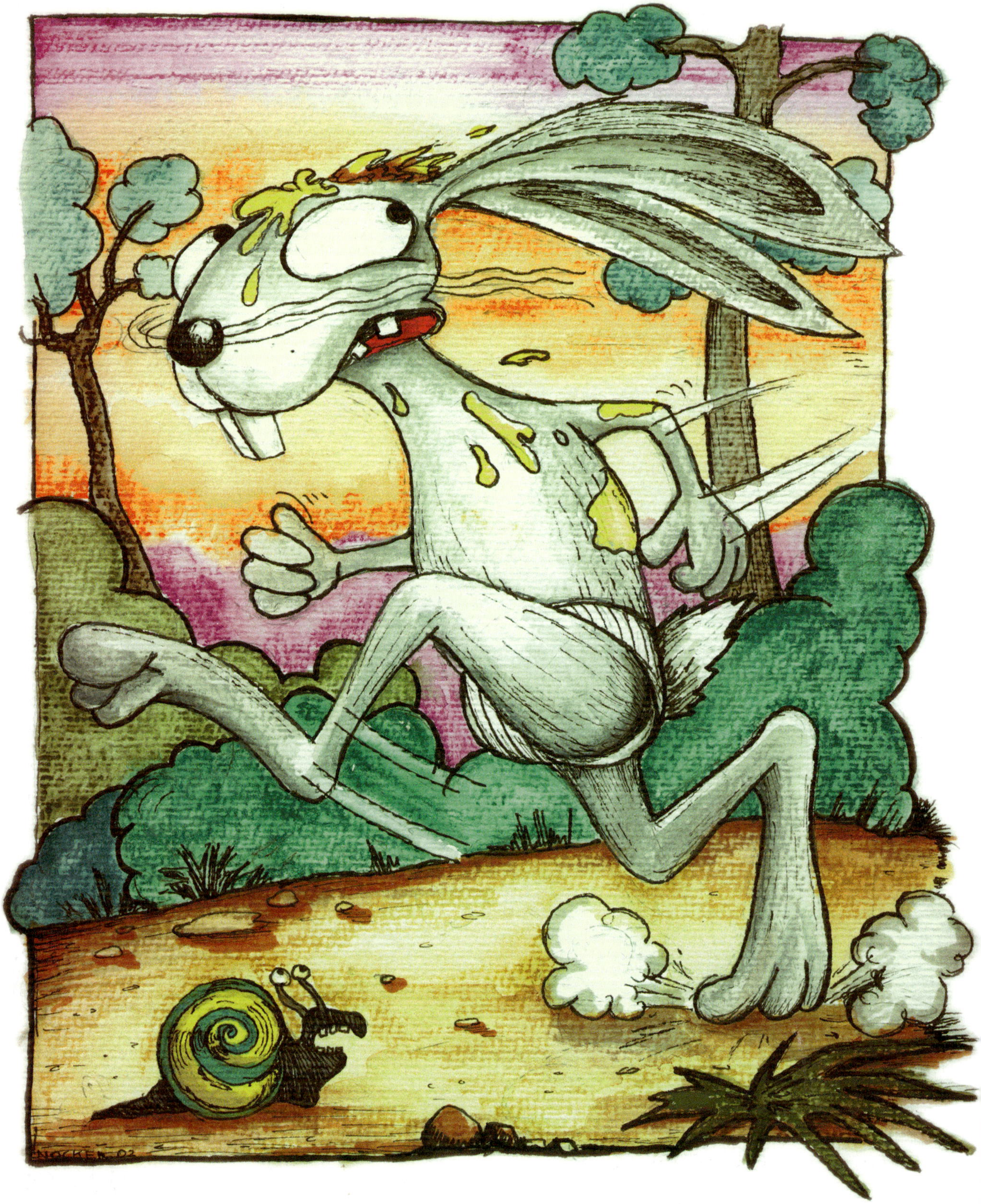

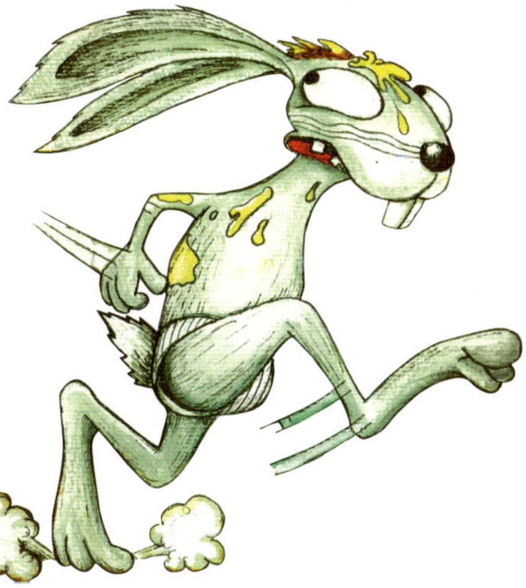

Aber pfeilschnell! Er rannte und rannte, bis er atemlos an einem Baum zusammensank. Unter einer dicken Wurzel entdeckte er einen Hohlraum. Benny krabbelte hinein, klappte seine langen Hasenohren über die Augen und – schlief erschöpft ein.

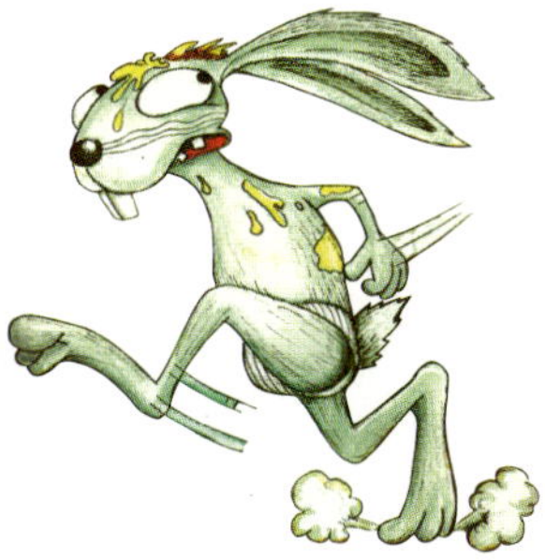

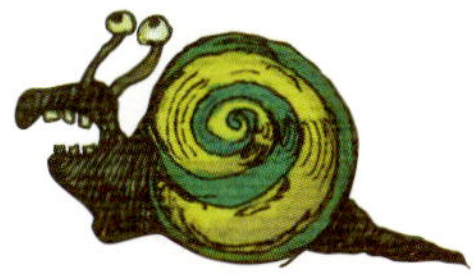

Wieder träumte Benny seinen Lieblingstraum. Er war mutig wie Anton, frech wie Cecilie und vorlaut wie Dorit. Natürlich ließen ihn die Bienen in Ruhe. Er lernte bei Papa das Hakenschlagen, und einen Freund, ach ja, einen Freund, den hatte er auch! Und gerade als Benny träumte, wie er und sein Freund beim Bauern Möhren stibitzten, da juckte seine Nase. „Hach, nöö“, seufzte Benny, denn er wollte weiterträumen.
Schlaftrunken hob er das linke Bein, um sich die Nase zu kratzen, doch – es ging nicht. Irgendetwas lag auf seinem Bein! Benny räkelte sich und schielte auf seine Nasenspitze. Dort hockte eine Ameise, die ihn kitzelte. Benny pustete sie fort.

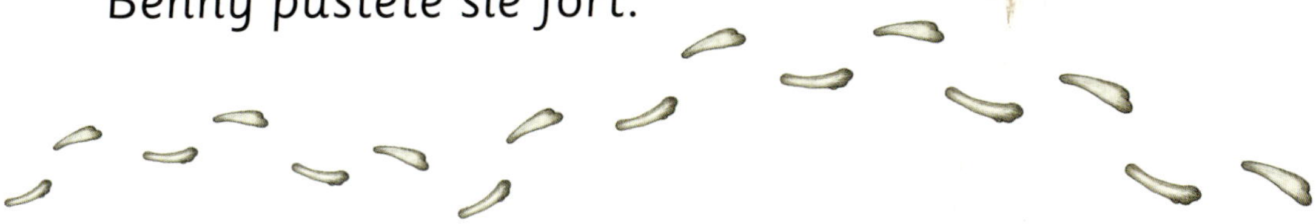

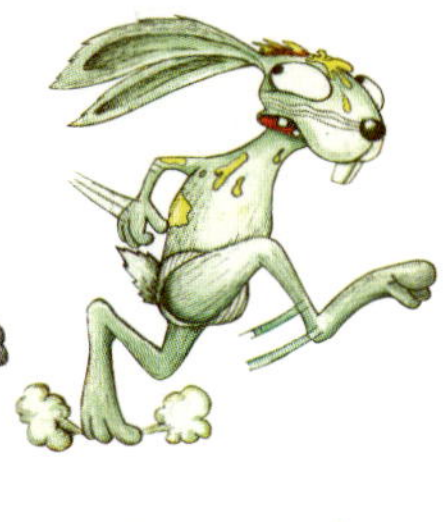

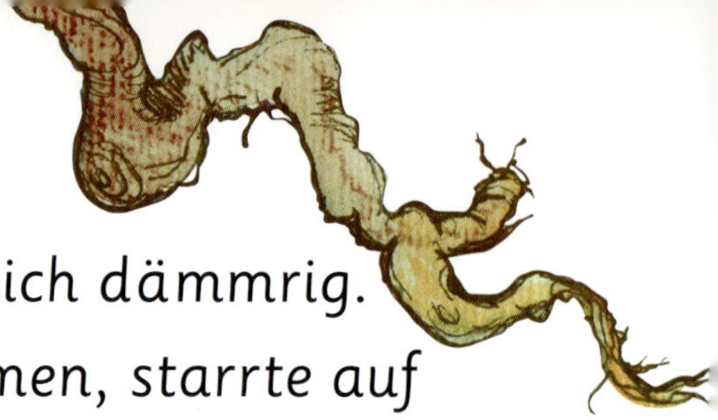

Es war früh am Morgen und ziemlich dämmrig. Der Hase kniff die Augen zusammen, starrte auf sein Bein ... „Huch!“ Darauf lag kein Geschwisterchen, wie er gedacht hatte. Benny sah sich um. Lieber Himmel, er war gar nicht bei Mama und Papa zu Hause! Oh Schreck, er war noch in der Baumhöhle! Und auf seinem Bein lag ein pelziges, schwarzes, schnarchendes Ungeheuer! Prompt kam Bennys Angst angekrabbelt, ließ sein Hasenherz rasen und ihn selbst bibbern. „Ich bin verloren“, zitterte Bibber-Benny. „Gleich wird das Monster mich frühstücken. Tschüs, du schöne Welt!“

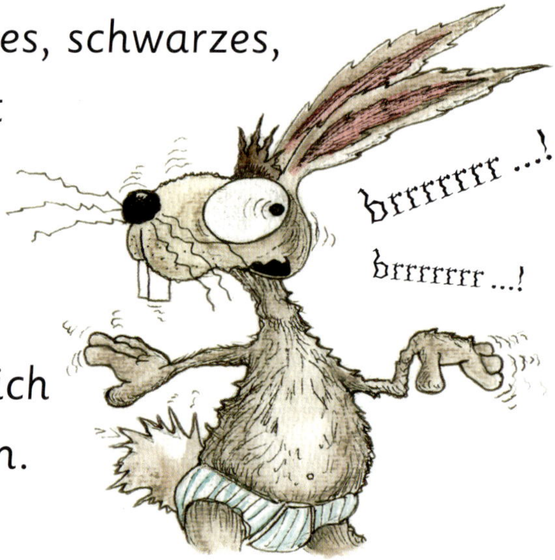

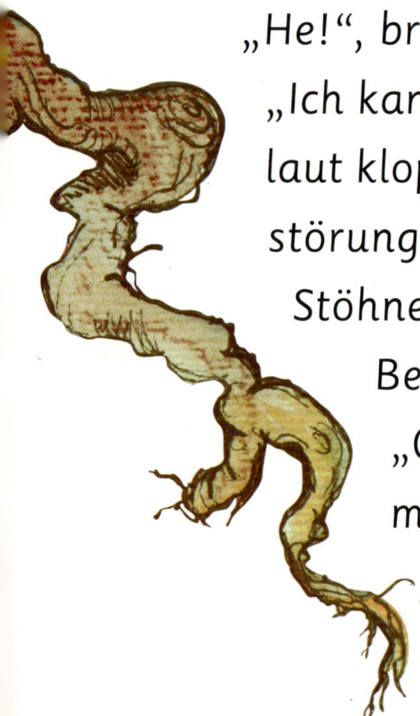

„He!“, brummte plötzlich das Monster. „Ich kann nicht schlafen, wenn dein Herz so laut klopft. Davon bekomme ich Herzrhythmusstörungen! Das ist in meinem Alter schädlich!“ Stöhnend kugelte das pelzige Ungeheuer von Bennys Bein und blickte ihn an. „Glotz nicht so mit deinen Riesenaugen!“, motzte das Monster. „Davon krieg ich Angst!“

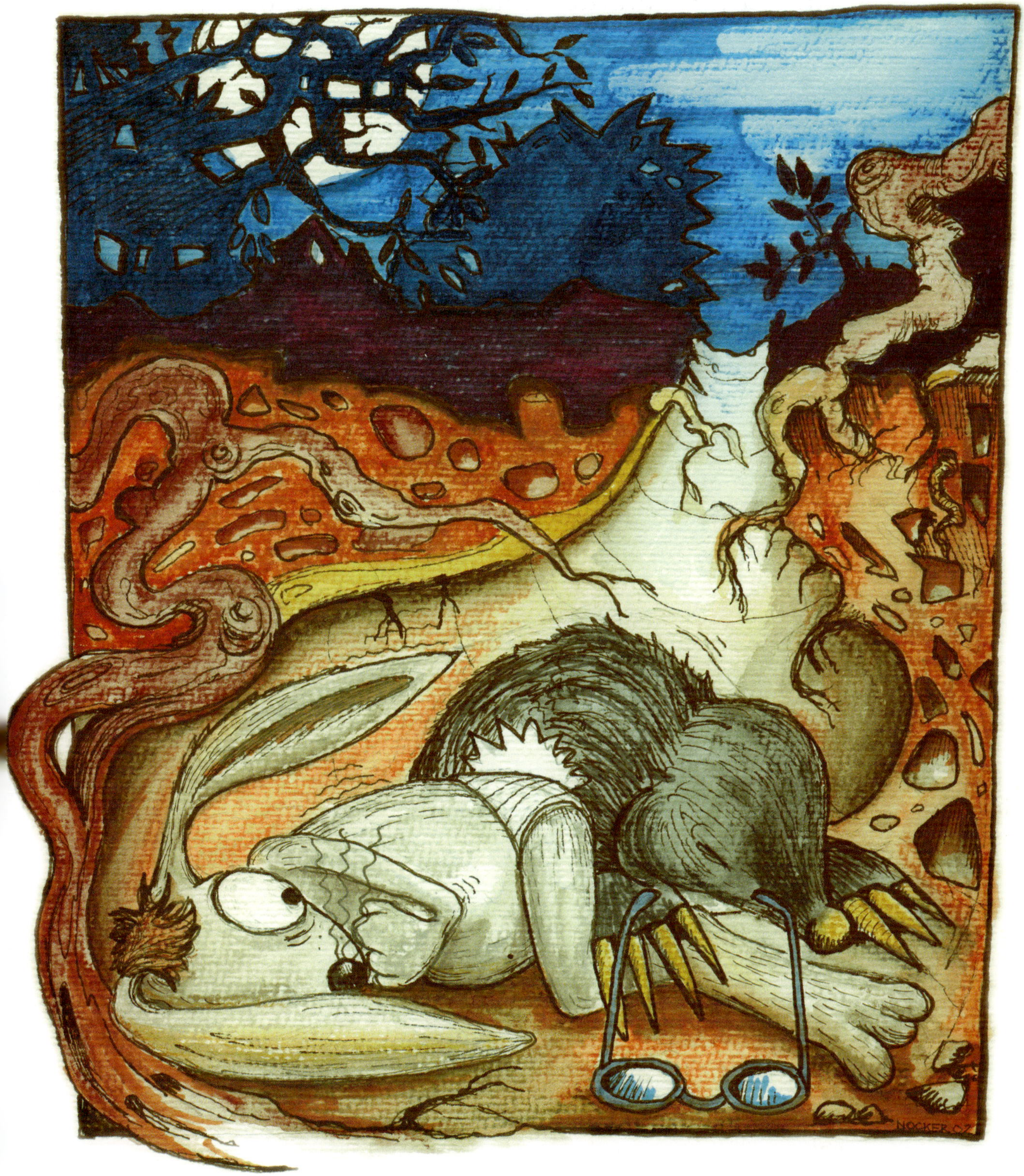
NOCKER 07

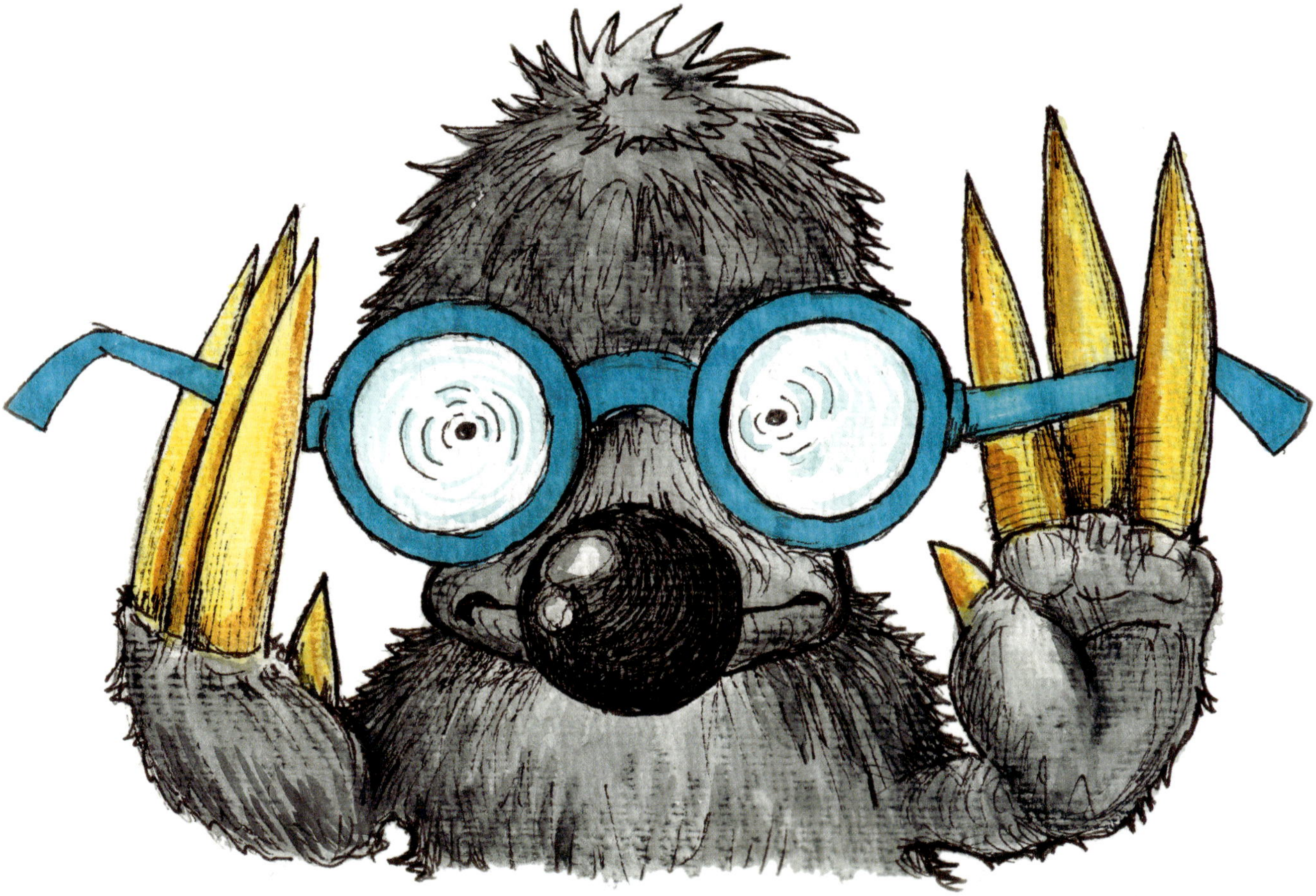

„Komisch!“, dachte Benny. „Seit wann kriegen Monster Angst?“ Dann guckte er trotzdem. Benny erkannte zwei winzig kleine Augen über einer spitzen Nase. Jetzt öffnete sich das – zugegeben recht kleine – Monstermaul. „Ich hoffe, du hast in meiner Höhle gut geschlafen?“ Benny antwortete nicht, denn in ihm tobte die Angst.

Das Minimonster grapschte mit seltsam riesigen Pfoten nach einer Brille, setzte sie auf die Nase und sagte freudig: „Welch Überraschung, ein Hase! Ich bin übrigens Moritz, der Maulwurf.“

„I-ich b-bin B-Benny", zitterte der Hase.
Natürlich hatte Benny einiges über Maulwürfe in der Hasenschule gelernt. Er wusste, dass sie in langen Gängen unter der Erde leben. Von den Maulwürfen stammten auch die Erdhaufen auf seiner Kuhwiese.
„Na los, lass uns frühstücken!", bestimmte Moritz und krabbelte aus der Baumhöhle.
Benny hockte allein im Dämmerlicht. Erstaunt stellte er fest, dass sein Gezitter nachgelassen hatte. Sein Hasenherz schlug ruhig, die Angst war tief in ihn zurückgekrochen. Dafür spürte Benny etwas anderes: Hunger! Ruck, zuck! – kroch er aus der Höhle heraus.

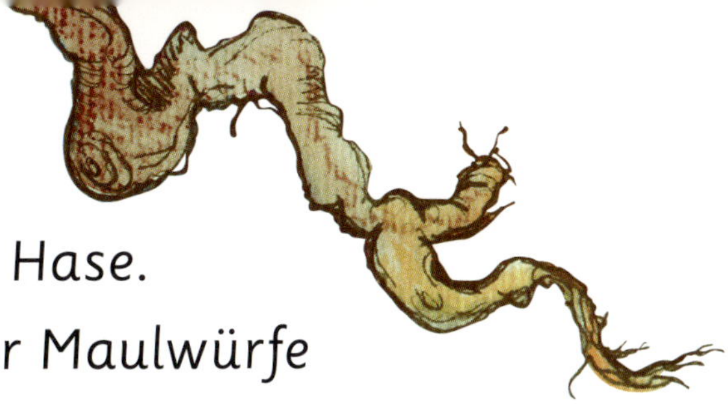

Moritz saß vor dem Baum im Sonnenschein.
„Du bist ein Morgenmuffel, wie?", fragte er breit grinsend.
„Nein", murmelte Benny und schämte sich, „ich, äh, bin – ein **Angsthase**."
„Ein Angsthase?", wiederholte Moritz. „Was ist denn das?"
Benny rupfte einige Löwenzahnblätter aus, stopfte sie ins Maul

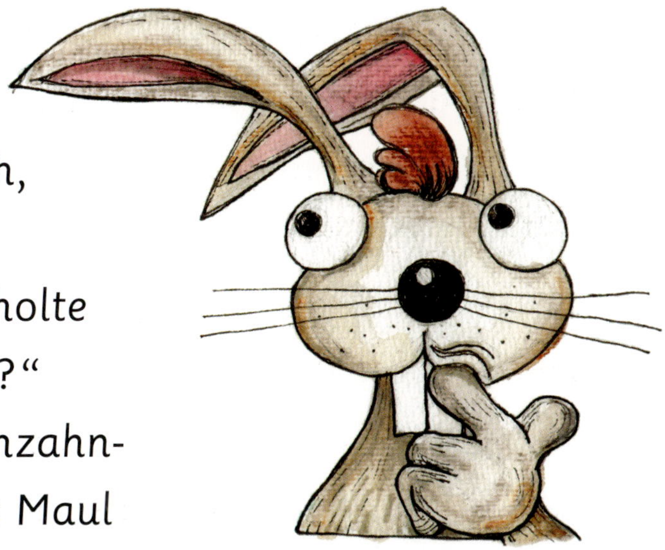

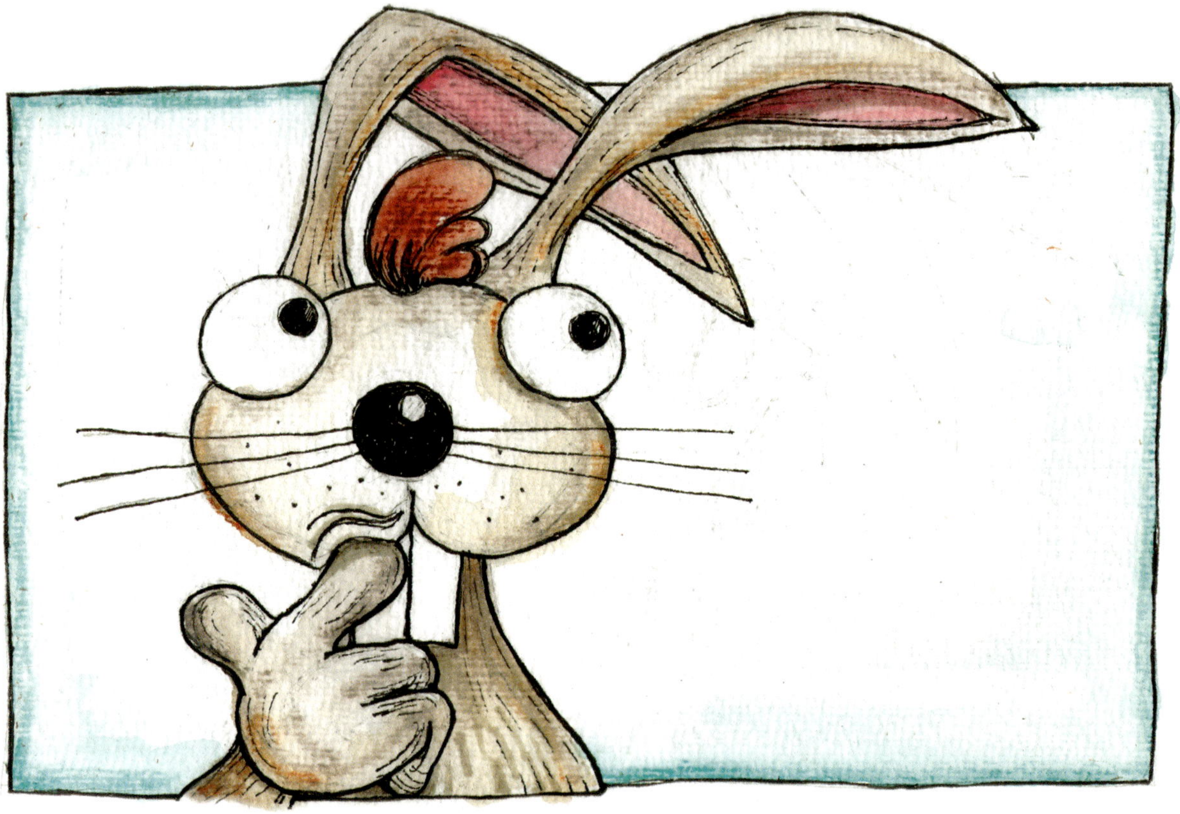

und antwortete mit vollen Backen: „Ein Angsthase ist ein Hase, der immer und überall Angst hat. Der fürchtet sich vor Wasser und Dunkelheit, vor Gespenstern und Geräuschen, vor unbekannten Tieren – und überhaupt ..."

Benny seufzte und beobachtete Moritz, der genüsslich einen Regenwurm verspeiste. „Pah", machte Moritz und kaute. „Ich habe auch Angst vor Wasser und Geräuschen, vor Gespenstern und Hunden. Bin ich deshalb ein Angstmaulwurf? Nein, mein Freund!" Moritz kicherte. „Ich glaube, dir hat jemand einen Bären aufgebunden. Wenn es nämlich keine Angst-Maulwürfe gibt, gibt es

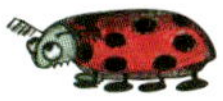

auch keine Angst-Hasen! Ist doch logisch!"
Benny überlegte. „Du meinst, ich bin gar kein Angsthase?"

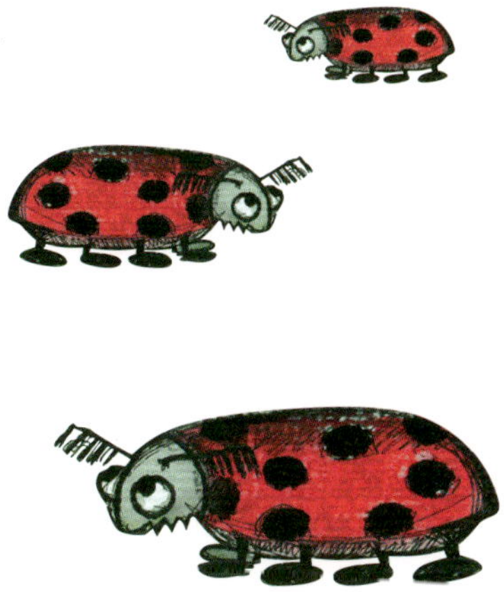

„Genau", nickte Moritz, „lass uns nachdenken. Woher kommst du?"
„Ich wohne im Brombeerstrauch zwischen dem Kornfeld und der Kuhwiese."
„Aha", sagte Moritz. „Und weißt du, wo du jetzt bist?"
Benny guckte sich um. „Nein. Hier war ich noch nie!"
„Tja, mein Freund," Moritz blickte ihn streng durch die Brille an, „du bist sehr weit weg von zu Hause.

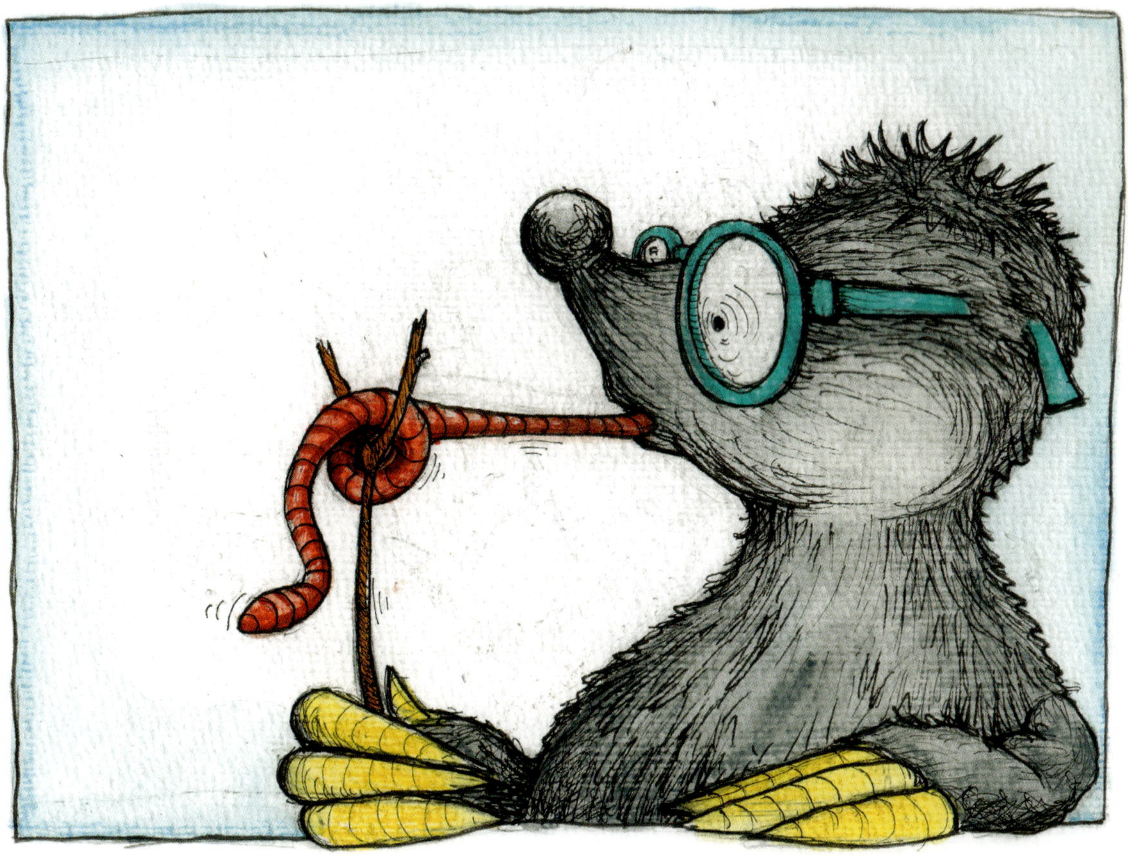

Ungefähr zehn Felder und einen ganzen Wald! Also ich finde das ziemlich mutig für einen kleinen Hasen – und ganz und gar nicht ängstlich!“

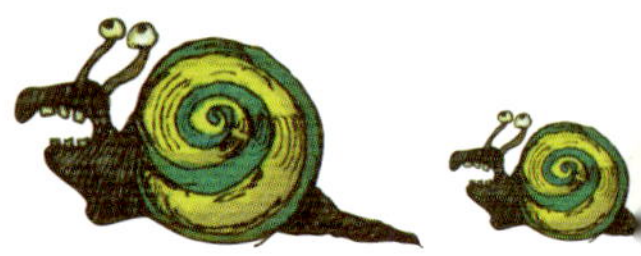

„Sooo weit weg von Mama und Papa?“ Benny Angsthase schluckte. „Ach, Moritz, ich bin ja nicht vor lauter Mut so weit gerannt, sondern aus Angst!“ Und Benny erzählte Moritz von seinen Geschwistern, von den Bienen und dem Bären. Zum Schluss fragte er: „Findest du mich wirklich mutig?“

„Mmh ...“ Moritz schob seine Brille zurecht. „Ich glaube, du bist viel mutiger als du denkst! Und außerdem – haha –, welcher Hase quatscht schon mit einem Bären?“ Benny und Moritz prusteten los vor Lachen.

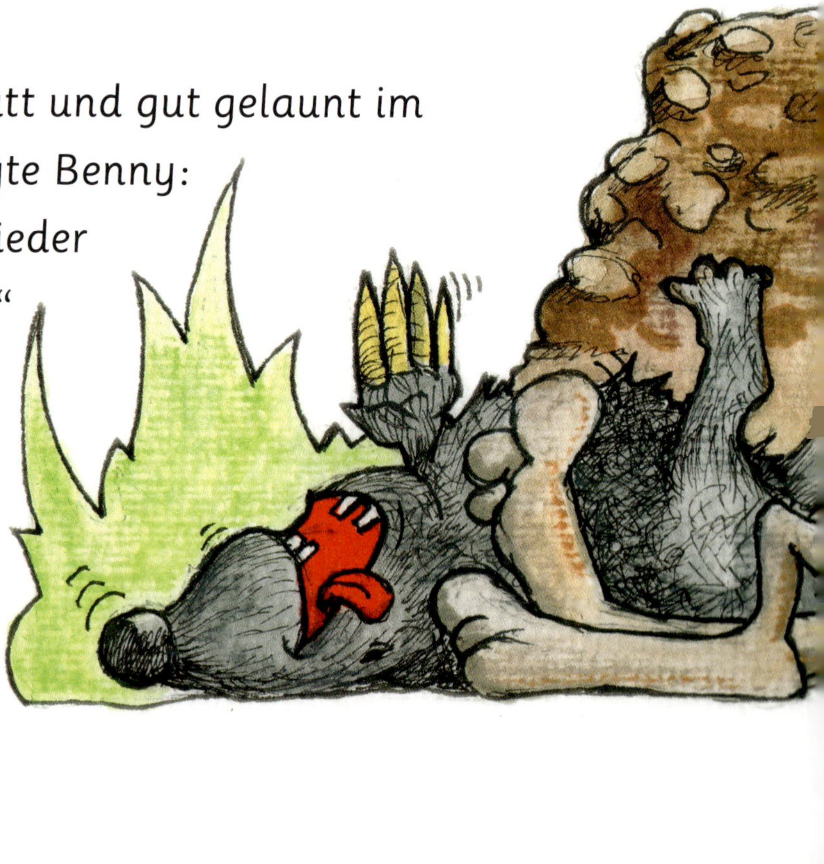

Als beide dann satt und gut gelaunt im Gras lagen, fragte Benny: „Weißt du, wie ich wieder nach Hause komme?“ „Klar. Das ist leicht.“ Moritz stand auf und klopfte sich den Staub vom Hintern. „Ich kenne eine

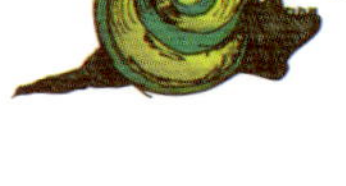

Abkürzung. Komm mit!“ Benny folgte Moritz über eine Wiese. Die Vögel zwitscherten. Keine Biene war weit und breit zu sehen. „Was für ein schöner Tag“, dachte Benny glücklich. Die schwarzen Wolken, die dicht über dem Wald hingen, sah er nicht. Stolz blieb Moritz vor einem Erdhügel stehen. „Das ist die Abkürzung! Genauer gesagt sind hier meine unterirdischen Straßen“, erklärte er. „Wir schlüpfen hindurch und sind schneller als der Wind bei dir.“

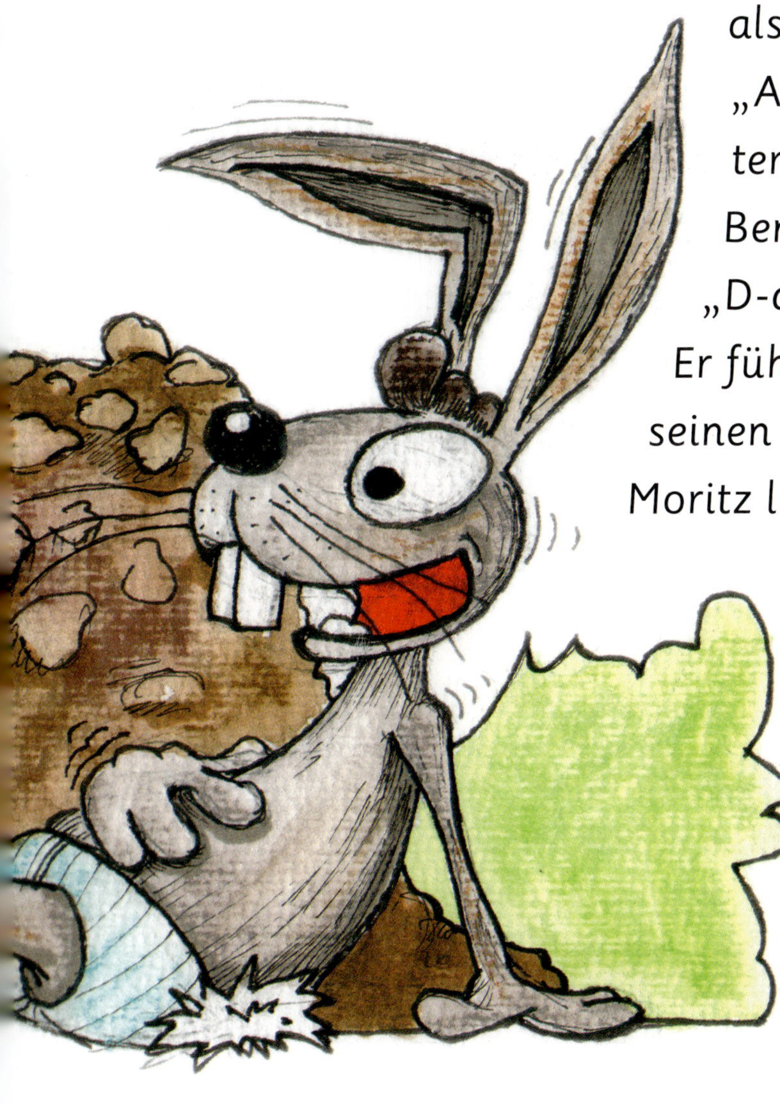

„A-aber das ist doch unter der E-Erde“, stotterte Benny erschrocken. „D-da ist es du-dunkel!“ Er fühlte, wie die Angst an seinen Zehen hochkrabbelte. Moritz lächelte: „Komm schon, Benny! Du warst auf dem Hinweg mutig, jetzt sei es auch auf dem Rückweg. Außerdem gibt es dort unten weder Bienen noch Bären.

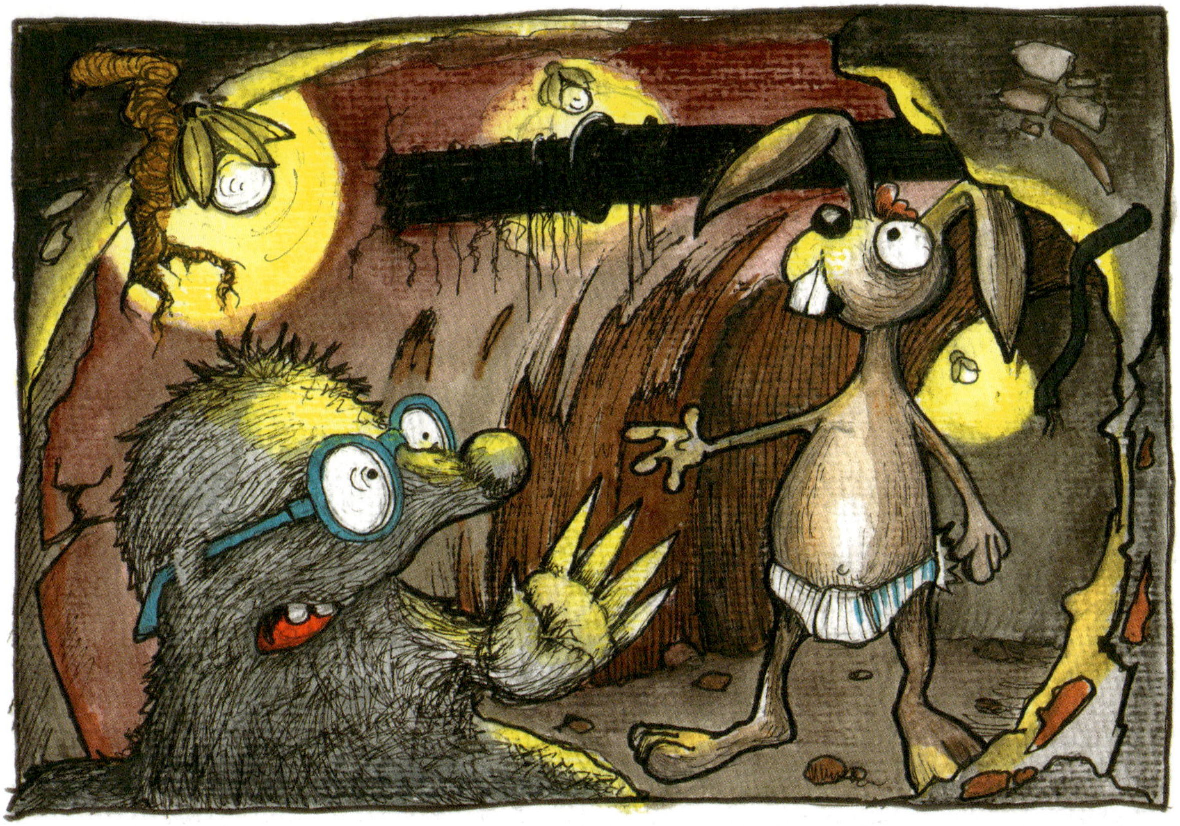

Bloß mich und meine Freunde, die Glühwürmchen."
„Glühwürmchen?", fragte Benny. Neugierig folgte er dem Maulwurf in sein Reich. Der Tunnel war gar nicht so eng und dunkel. Schick fand Benny auch die Glühwürmchen, die den Maulwurfgang in sanftes Licht tauchten.

Tapfer hoppelte Benny hinter Moritz her. Erst marschierten sie geradeaus, rutschten ein Stück steil hinab. Dann ging es erneut schnurgerade voran. Plötzlich blieb Moritz stocksteif stehen. „Horch", sagte er.

Benny hörte ein leises Grummeln.
„Was grummelt da?“, fragte er.
„Ein Gewitter! Wir müssen uns beeilen!“
Benny und Moritz hasteten den Gang entlang. Zack peng! – wurde es dunkel. Moritz stöhnte: „Herrje, die Glühwürmchen haben Angst. Die verkriechen sich bei Gewitter.“
„Ich h-habe auch Angst! Vor Dunkelheit, B-Blitzen, Donner und W-Wasser!“, keuchte Benny. Seine Krabbelangst saß schon in seinen Zitterknien.
Beide Tiere lauschten in die Finsternis. Da war es wieder, dieses Gewitter-Grummeln. Nur – viel lauter als vorher. Jetzt zitterte Benny von den Füßen bis zu den Ohrenspitzen. Eng kuschelte er sich an Moritz. Er war wohl doch nicht so mutig, wie Moritz glaubte.
„Wenn du dich weiter festklammerst, müssen wir im Tunnel bleiben. So kann ich nicht laufen“, beschwerte sich Moritz.
„E-Ent-schuldige“, stammelte Bibber-Benny kleinlaut.
„He, keine Panik, mein Freund“, gluckste Moritz. Der Maulwurf klang noch immer fröhlich.
„Ich kenne den Weg! Mir nach!“

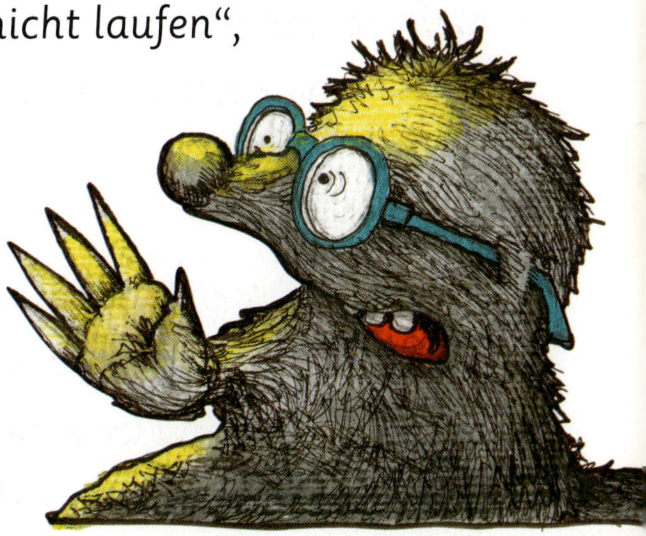

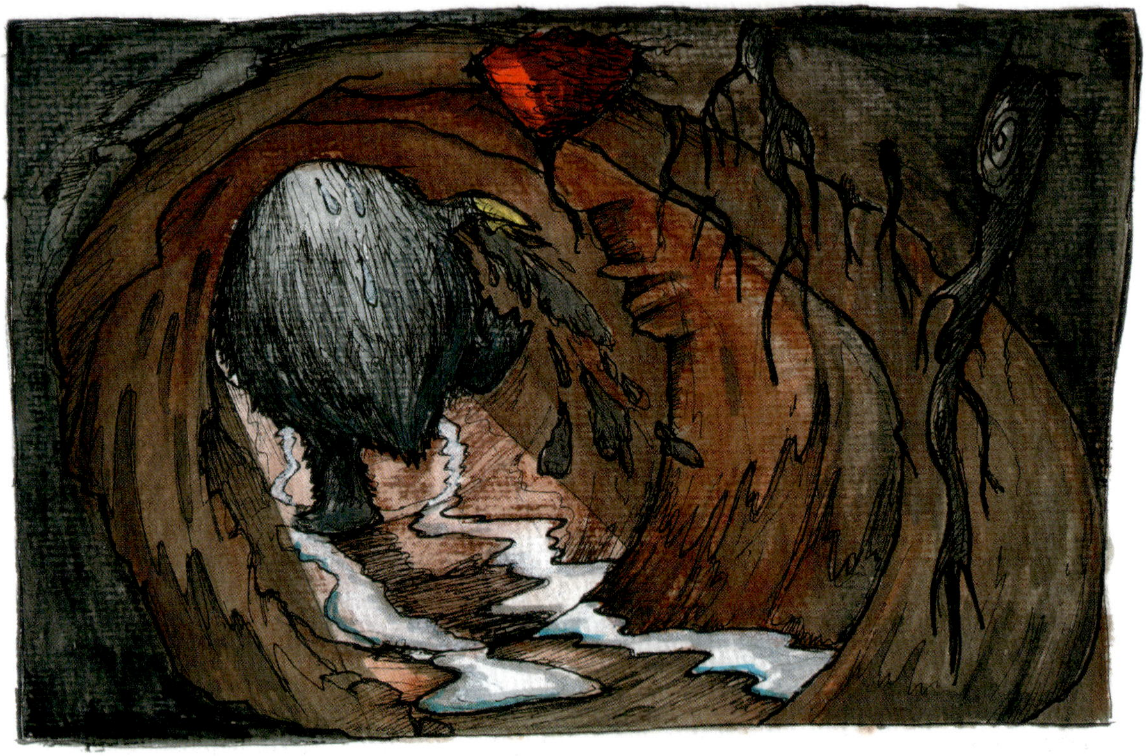

Das Gewitter war nun genau über ihnen. Stolpernd liefen die zwei dem Ausgang entgegen. Sie sahen bereits Licht, das durch den Maulwurfhügel einfiel. Leider kam durch diese Öffnung nicht nur Licht, sondern auch Wasser. Regenwasser! Patsch-patsch, tapsten die beiden vorwärts.

„Gleich haben wir es geschafft!“, rief Moritz.

Benny atmete erleichtert auf, seine Angst ließ etwas nach. Je näher sie dem Ausgang kamen, desto stärker strömte das Wasser durch den Gang. Benny und Moritz hangelten sich von Wurzel zu Wurzel.

Endlich schnaufte Moritz: „Wir sind da!“ Eilig grub er

mit seinen Schaufelhänden die Erde zur Seite. Und ohne darüber nachzudenken, ob vielleicht ein bissiger Regenwurm im Erdreich lauerte, buddelte Benny mit.

Plötzlich schoss ein tosender Wasserfall den Maulwurfgang hinab. Eine Welle erfasste die beiden, schleuderte sie wild umher. Benny bekam kaum Luft.
Er hatte Wasser in Mund und Nase. Moritz hustete.
Mit einem Mal spürte der Hase, wie er von den Wassermassen nach oben gedrückt wurde. Rasend schnell ging die Fahrt zu einem anderen Maulwurfausgang.
Und – plöpp! – mit einer gewaltigen Wasserfontäne wurde Benny, der Angsthase, aus dem Gang gespuckt.

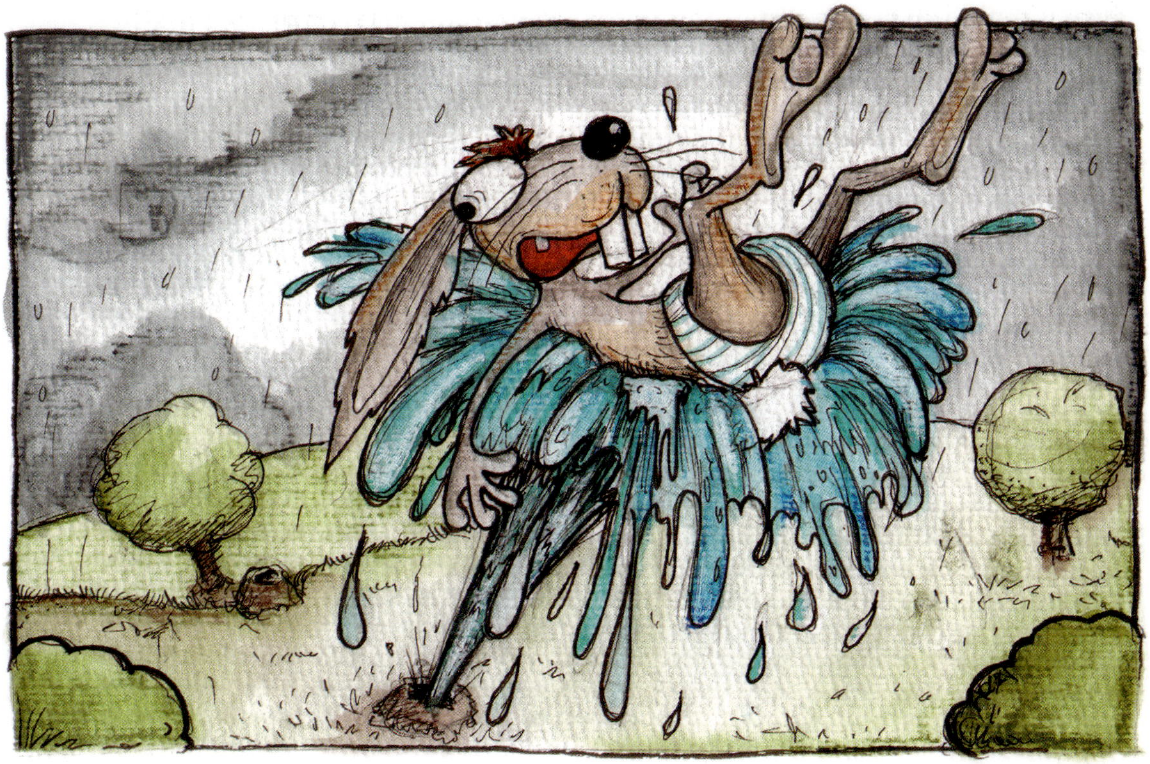

Nach Luft japsend lag er im klitschnassen Gras. Regentropfen platschten auf den Hasen herunter, dennoch sah er sich um. Benny war auf der Kuhwiese neben dem Bauernhof gelandet. Doch – wo war Moritz? Benny reckte sich. Der Maulwurf lag in einem kleinen Bach, der durch den Regen rasch breiter wurde. Und reißender, gefährlicher! Moritz versuchte Halt zu finden, aber die Strömung war zu stark. „Hilfe!“, brüllte er. Und Benny schrie ohne lange zu überlegen: „Moritz, halte aus! Ich rette dich!“ Nur wie? Ein Stock wäre gut. „Mmh, keiner da!“

Also rannte Benny los, rüber zum Bauernhof, spähte durch den Zaun. Im Gemüsebeet des Bauern lugten Möhren mit ihren orangefarbenen Köpfen aus der Erde. Benny hielt kurz nach dem Wachhund Ausschau. Doch der schnarchte wohl in seinem Häuschen. Der Hase quetschte sich tapfer unter dem Zaun hindurch, rannte zu einer Möhre und zoooog mit aller Kraft am nassen Grün. Seine Pfoten rutschten ab. „Ich brauche ein Seil“, japste er. Vor einem Schuppen standen Gartenschuhe.

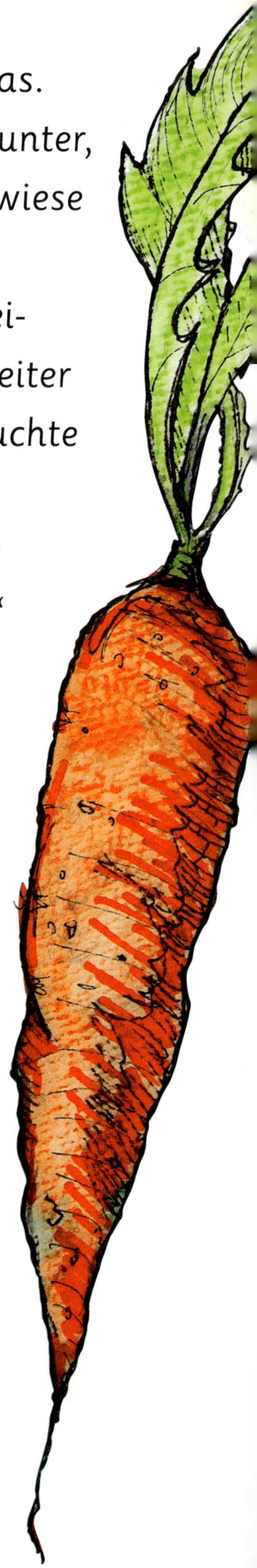

Aus einem zog Benny den Schnürsenkel. Damit lief er zurück, band das eine Ende um das Möhrengrünzeug und das andere Ende um seinen Bauch. Dann nahm Benny Anlauf. Hau ruck!, rupfte er die Möhre aus der aufgeweichten Erde. Mit der Möhre unterm Arm flitzte Benny zurück zu Moritz.

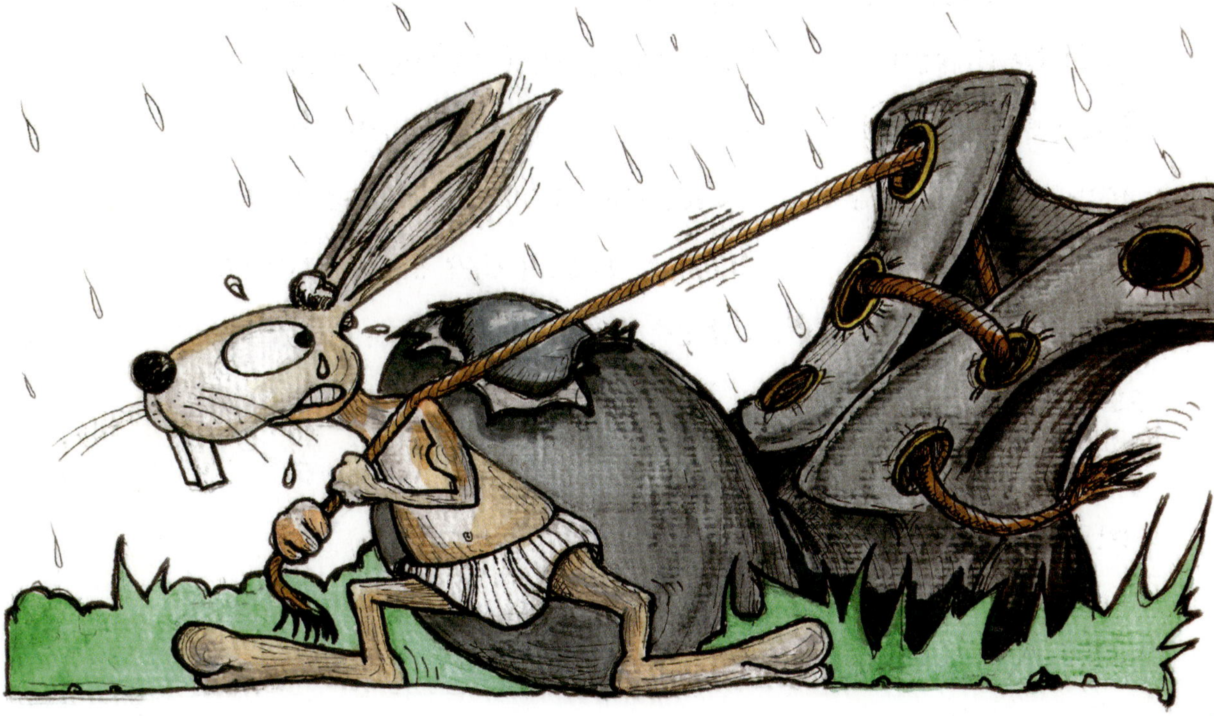

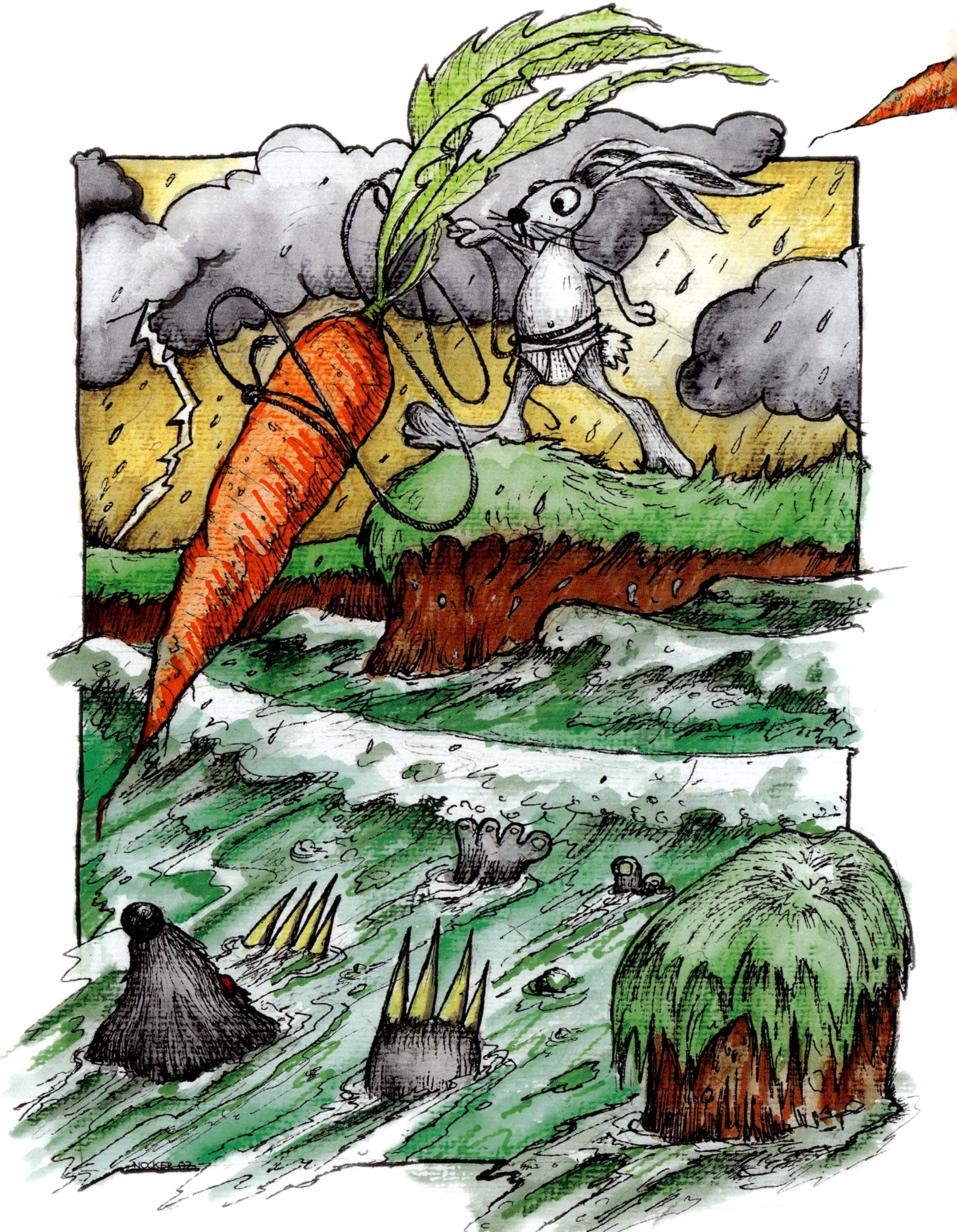
NOCKER 02

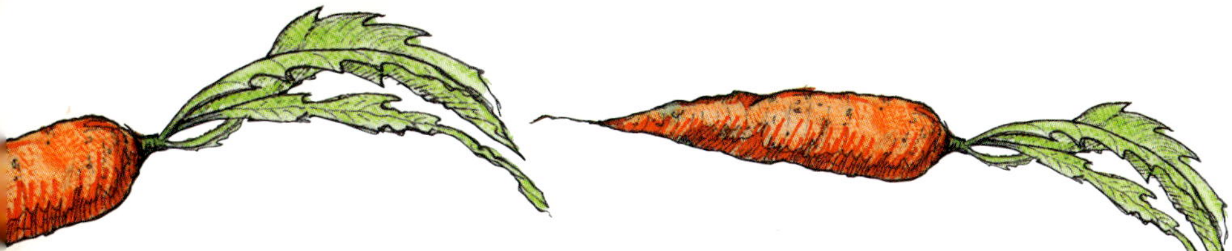

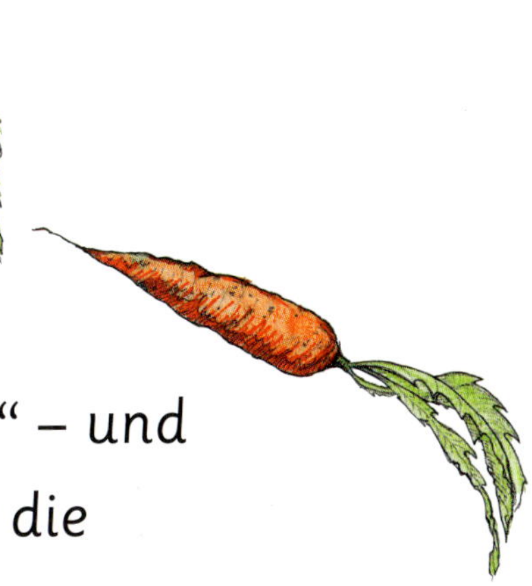

Der Maulwurf war inzwischen ein großes Stück den Bach hinabgespült worden. Benny brüllte: „Hier, Moritz, fang!“ – und schleuderte die Möhre wie einen Speer über die tosenden Wellen. Daneben!
„Verflixt!“, schimpfte Benny. Noch vor wenigen Stunden hätte er so etwas nie gesagt. Darum rief er gleich noch mal: „Verflixter Mist!“
Mit Schrecken beobachtete der Hase, wie der Maulwurf untertauchte. Benny zog den Schnürsenkel fester um den Bauch, holte Luft und hechtete ins Wasser!
Die umherwirbelnde Möhre zog Benny zu Moritz, der kurz zwischen den Wellenbergen auftauchte. Flink packte Benny den Maulwurf. Auf einmal verkeilte sich die Möhre zwischen zwei Haselnusszweigen.

Die Möhre hing fest! Nun konnten Benny und Moritz nicht weiter abgetrieben werden. „Uff, gerettet!“, juchzte Benny. Er ruderte ans Ufer. Zuerst schob er Moritz an Land. Dann kletterte er selbst in Sicherheit. Als Letztes hievte Benny die stibitzte Möhre auf den Grashügel.

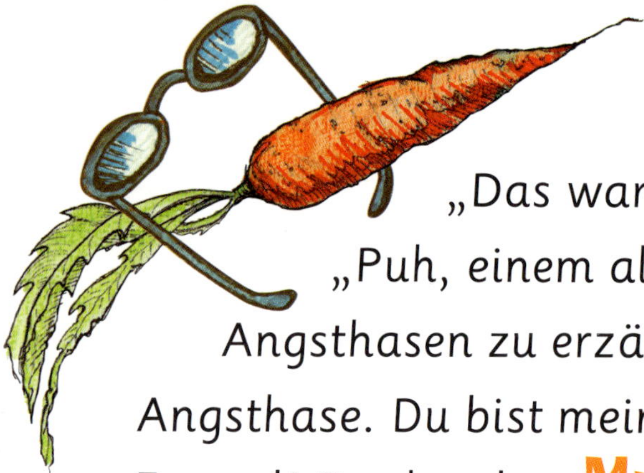

„Das war knapp!“, schnaufte Moritz. „Puh, einem alten Maulwurf was von ’nem Angsthasen zu erzählen ... Benny, du bist kein Angsthase. Du bist mein allerbester und mutigster Freund! Danke, du – **MUTHASE**!“

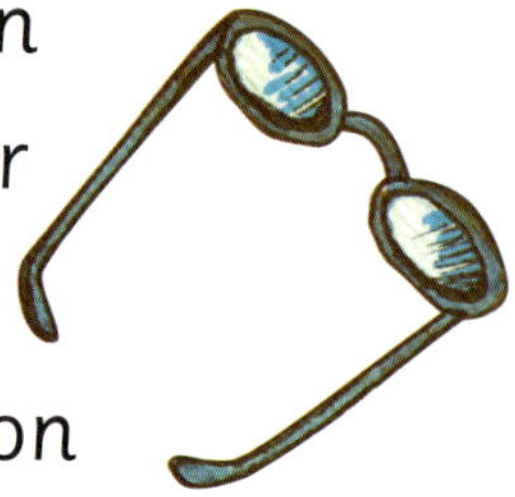

Jetzt erst merkte Benny, was für eine Riesenportion Mut in ihm steckte. Und wie seltsam: Eigentlich hatte er überhaupt keine Angst gehabt! Von Puddingknien und Zitterohren keine Spur! Benny, der Muthase, der noch vor wenigen Stunden ein Angsthase war, strahlte über beide Backen.

Der Regen ließ nach, die Sonne schien. Aus heiterem Himmel entdeckte Benny die Bienen. Unzählige Bienen! Und was geschah mit Bennys Angst? Die blieb weg! Benny, der **MUTHASE**, sagte ruhig und bestimmt: „Lasst uns in Ruhe! Verschwindet!“
Da geschah etwas Seltsames. Die frechste aller Bienen summte: „Benny, ähm, ... Wir sind gekommen, um uns zu entschuldigen!“ Und so schnell wie die Bienen angeflogen kamen, schwirrten sie wieder ab.
Verblüfft blickte Benny ihnen nach.

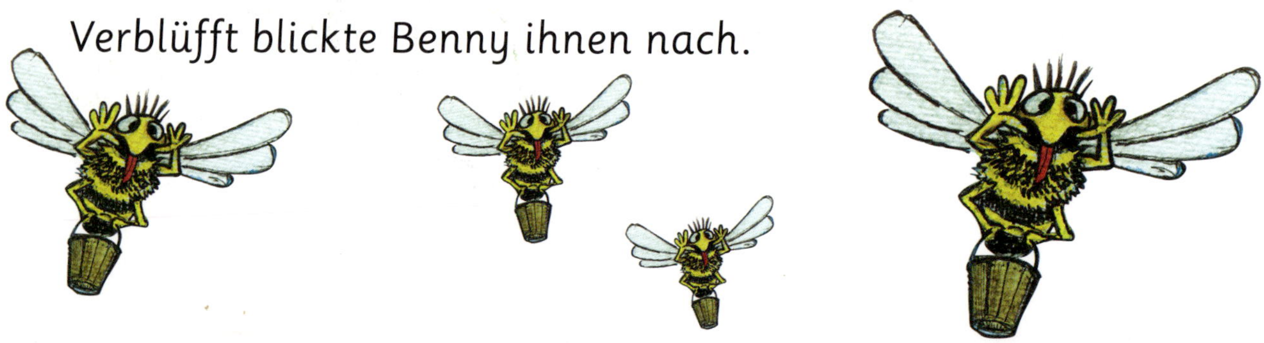

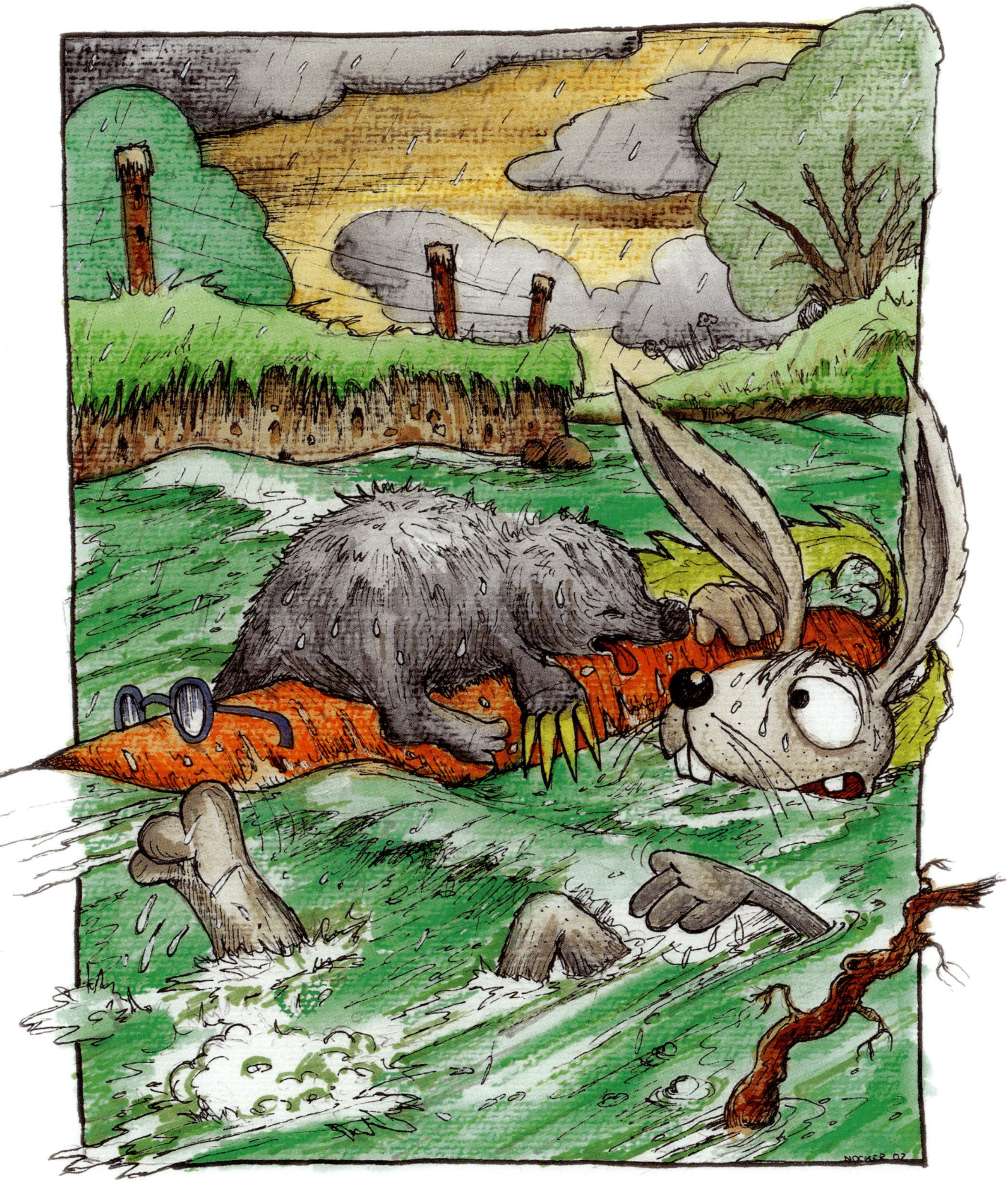
NOCKER 02

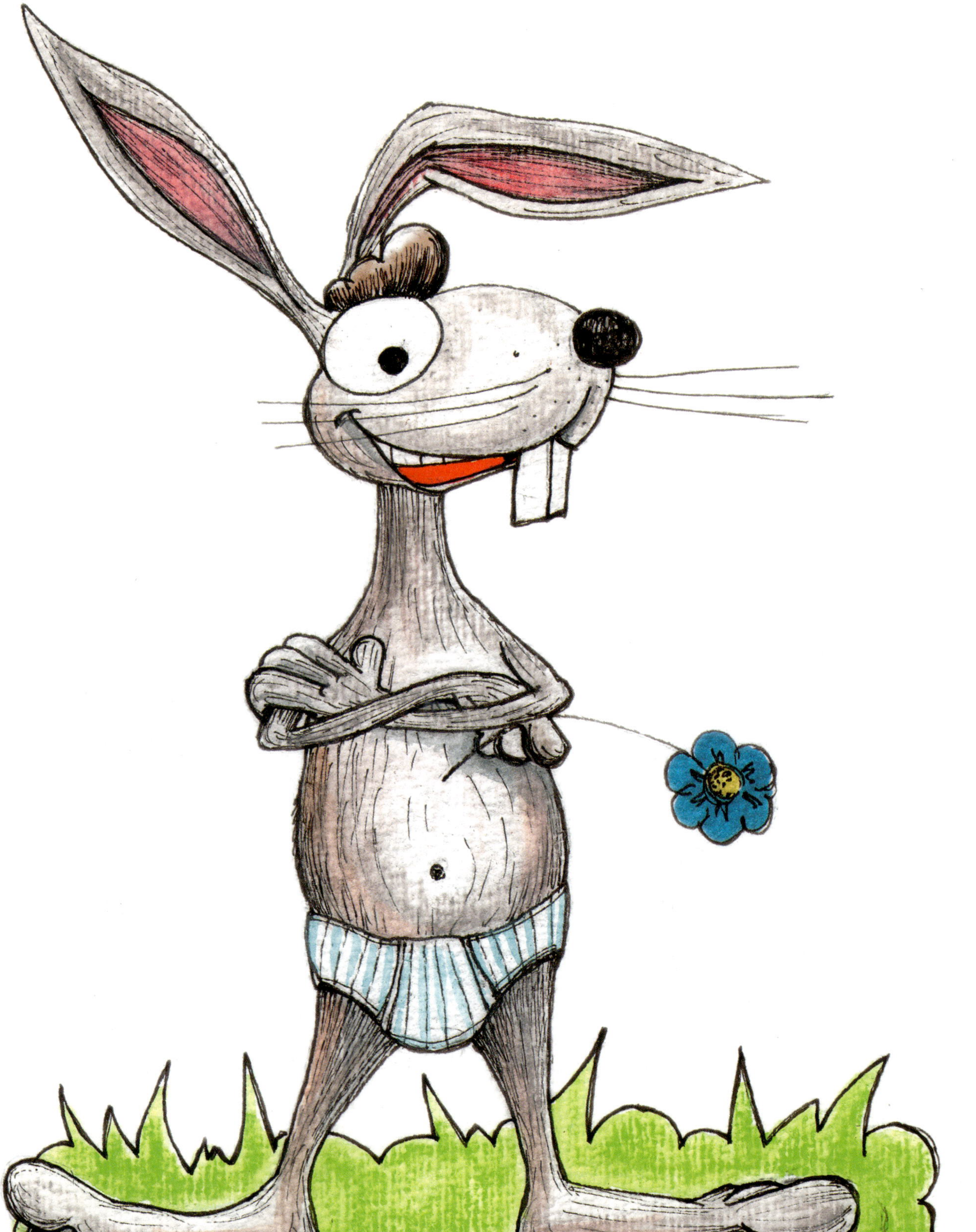

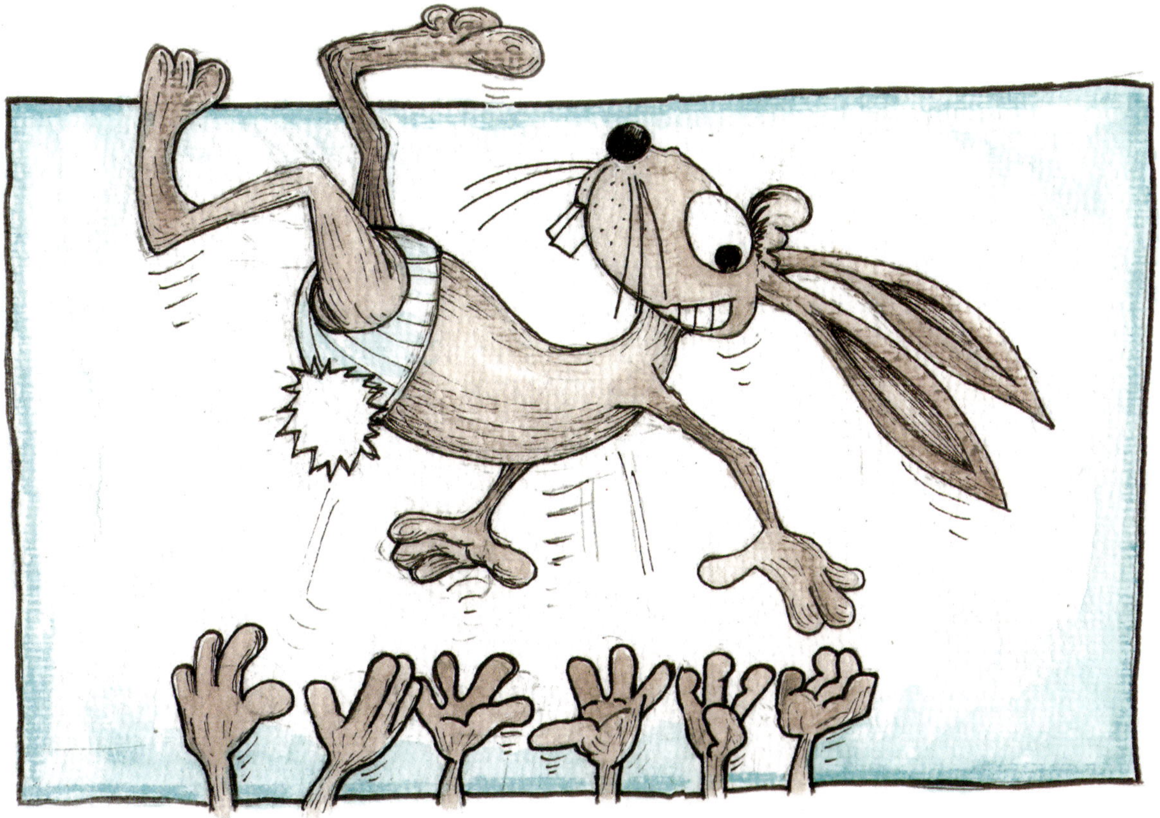

Dann kamen seine Geschwister. „Wahnsinn!", riefen sie von weitem, „bist du mutig! Gar kein Angsthase mehr! Die Bienen haben dich beobachtet und uns alles erzählt." Mama und Papa Hase kamen ebenfalls herbeigeeilt. Mama drückte ihren Benny ganz fest: „Zum Glück ist dir nichts passiert! Ich dachte, der Bär hätte dich gefressen!" Nun musste Mama Rosa lautstark ihre Nase putzen. Und die Augen reiben. Schwungvoll packten die Geschwister ihren Bruder, hoben ihn erst auf ihre Schultern und warfen ihn dann hoch und höher. „Benny Muthase lebe hoch, hoch, hoch!", grölten sie.

Und Benny? Er war glücklich, so glücklich wie noch nie. Als Anton, Cecilie und Dorit ihn wieder aufs Gras absetzten, stellte Benny stolz den Maulwurf vor. „Das ist Moritz, mein allerbester Freund!“

Benny und Moritz blieben Freunde. Viele, viele Abenteuer lang! Übrigens: Bennys erste stibitzte Möhre haben sie gemeinsam aufgegessen.
Es gab Mama Hases weltbeste Möhren-Kartoffel-Puffer.
Und gemeinsam haben Benny und Moritz dem Bauern sogar den Schnürsenkel zurückgebracht. Seither kennen sie auch den Hofhund.

Aber das – ist eine andere Geschichte!

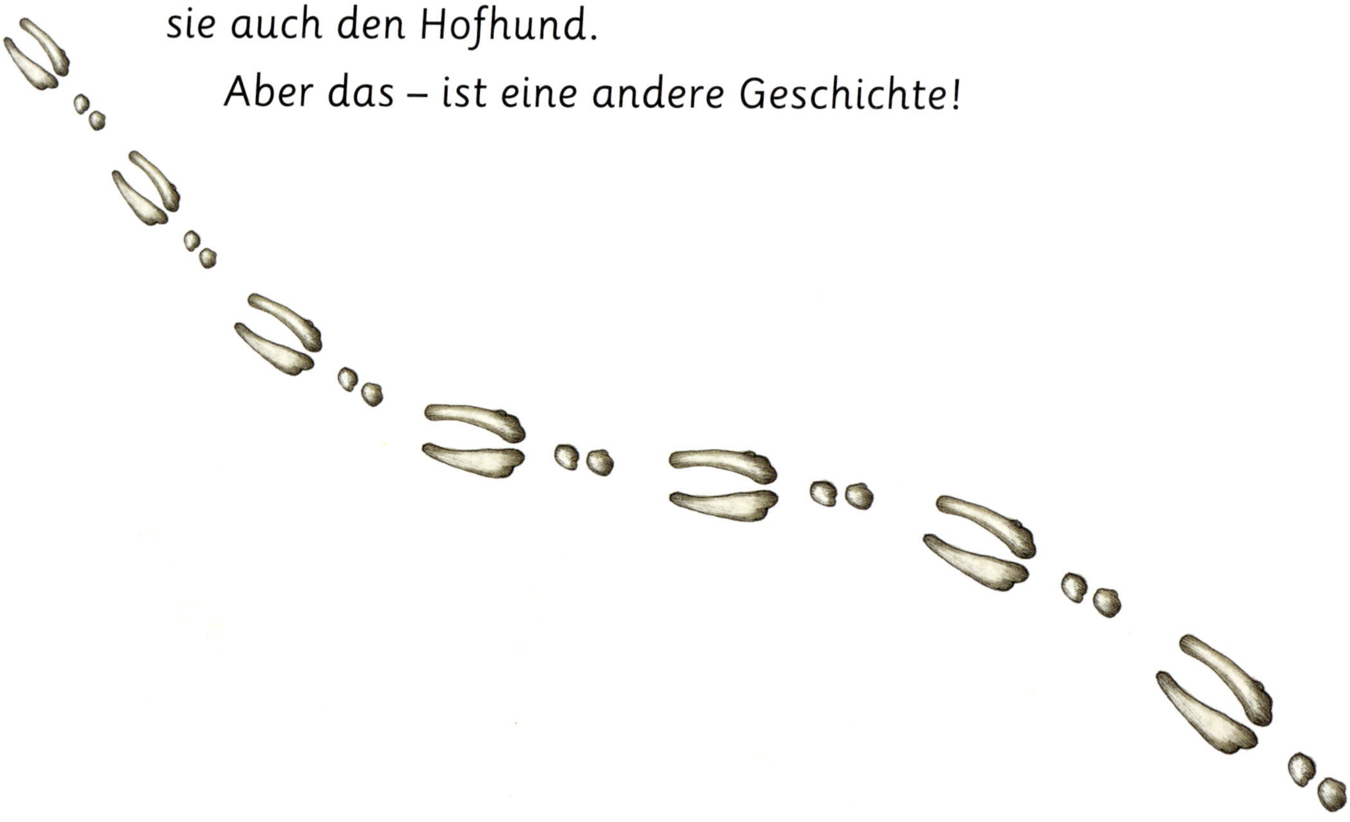

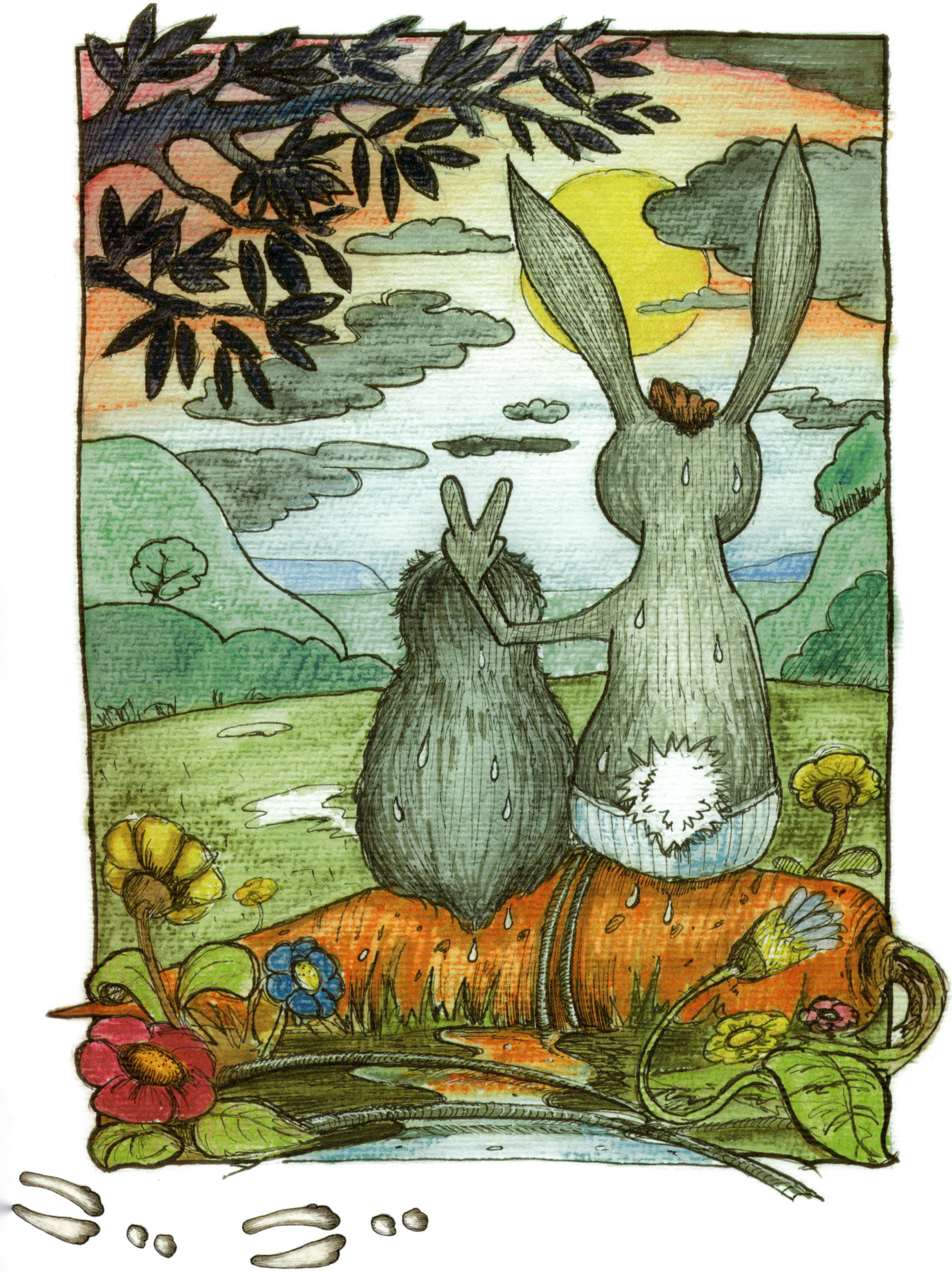

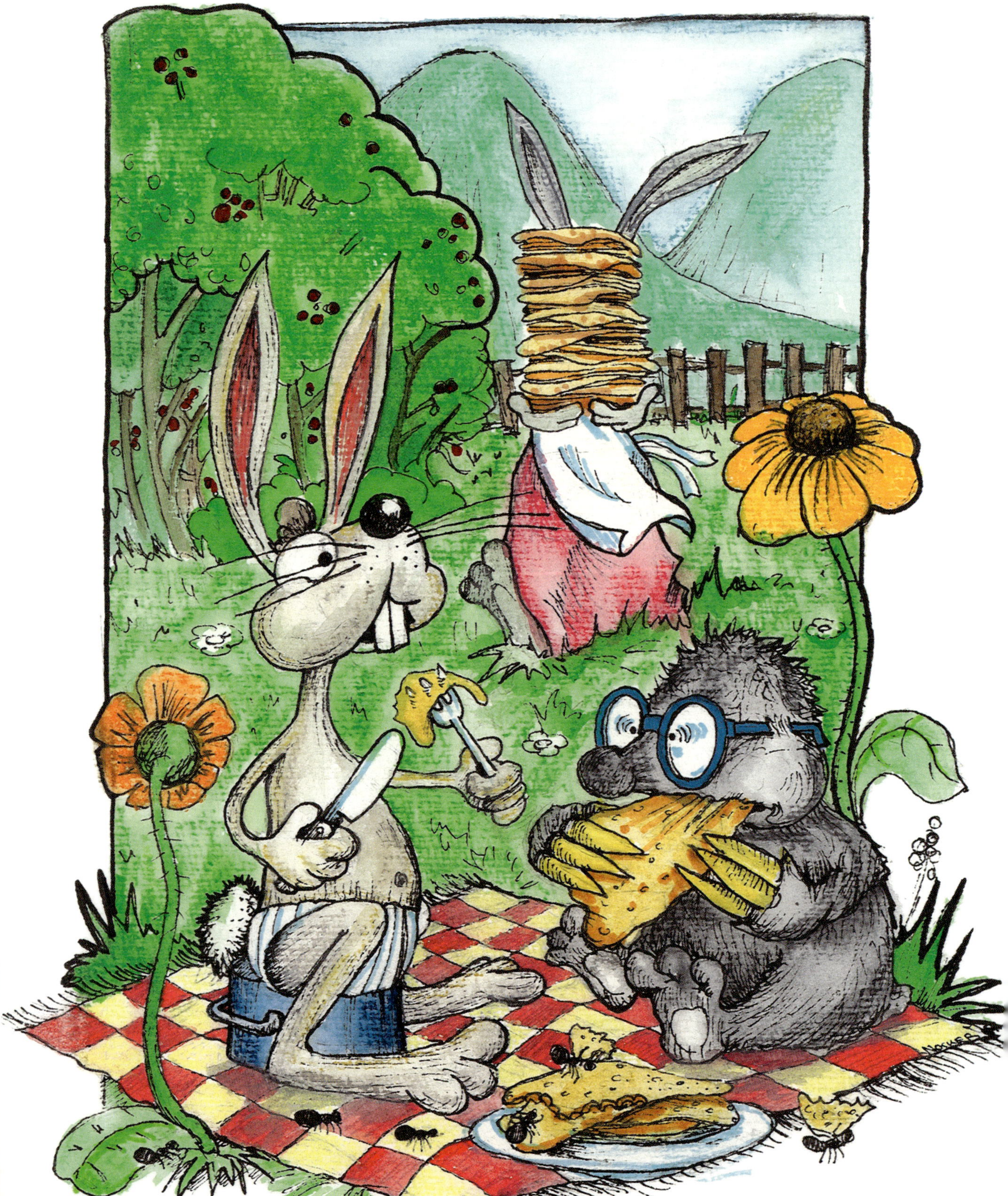

Aus Mama Hases Gemüse-Kochbuch

Möhren-Kartoffel-Puffer

Zutaten für vier Portionen:
3 große Kartoffeln
4 dicke Möhren
1 Zwiebel
2 Eier
2 Esslöffel Mehl
Salz
Pfeffer
Öl
250 g Magerquark
200 g saure Sahne oder Schmand
150 g Jogurt
1 Knoblauchzehe (wer's mag)
1 Bund Schnittlauch

Mag Benny am liebsten!

So geht's:

- Kartoffeln, Möhren und die Zwiebel schälen. Kartoffeln und Möhren grob raspeln, die Zwiebel fein würfeln. Eier und Mehl unterrühren, mit Salz und Pfeffer kräftig würzen.
- In einer großen Pfanne etwas Öl erhitzen, pro Puffer einen Esslöffel Teig hineingeben, flach drücken und von jeder Seite 4 Minuten braten.
- Quark, saure Sahne, Jogurt miteinander verrühren. Die Knoblauchzehe durchpressen, den Schnittlauch in feine Röllchen schneiden (Tipp: Mit einer Küchenschere geht das besonders gut!) und dazugeben. Mit Salz und Pfeffer abschmecken. Als Dip zu den Möhren-Kartoffel-Puffern servieren.

Von der ersten Idee

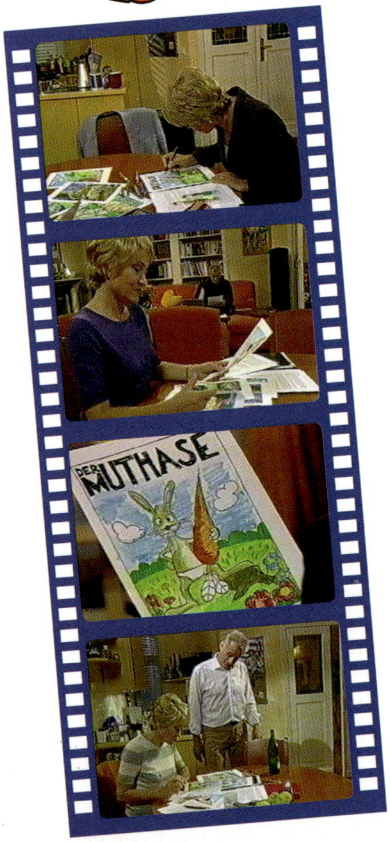

Elisabeth schreibt für ihre Enkelin Betty die Geschichte vom Muthasen Benny. Aus Versehen lässt Elisabeth das Manuskript in der Agentur liegen und es landet im Papierkorb! Zum Glück beobachtet das eine Verlegerin, die mit Clemens gerade geschäftlich bei 'Sisters' zu tun hat. Kurzerhand fischt sie die Unterlagen aus dem Müll und ist total begeistert. Sie bietet Elisabeth an, den Muthasen als Kinderbuch zu veröffentlichen.

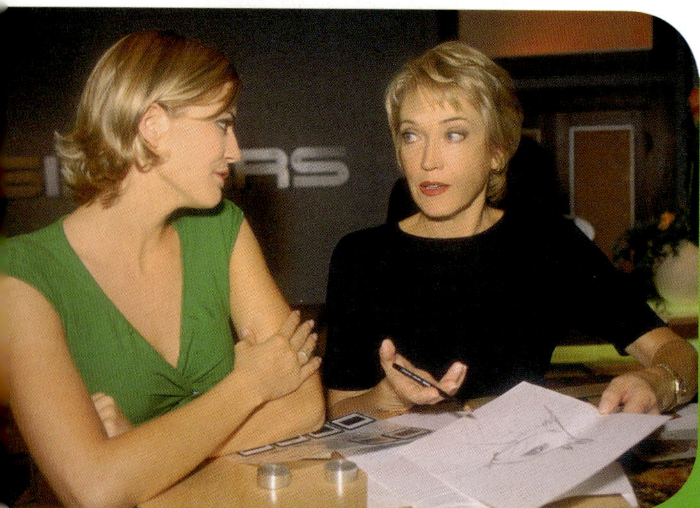

Foto: RTL Bildredaktion

Für die Veröffentlichung überarbeitet Elisabeth ihre Zeichnungen. Allerdings fällt ihr das ziemlich schwer. Ihr fehlt einfach das nötige Talent zum Zeichnen. Da bringt Cora sie auf die Idee, Daniel um Unterstützung zu bitten.

bis zum fertigen Buch

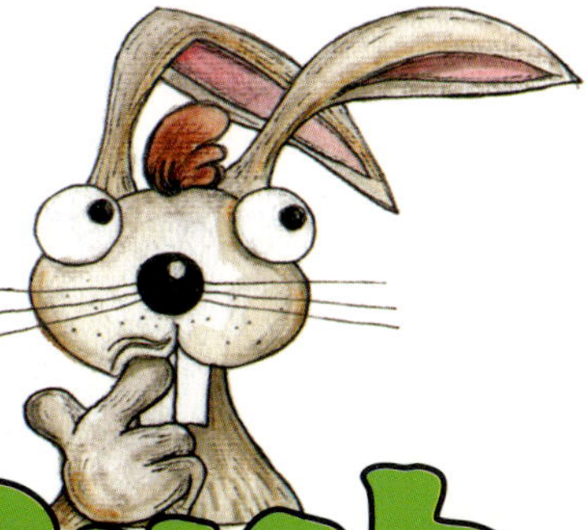

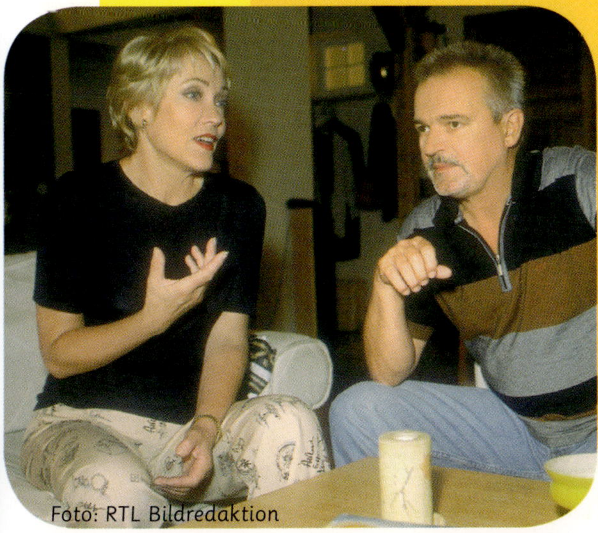

Foto: RTL Bildredaktion

Tatsächlich überwindet sich Elisabeth und bittet Daniel, das Buch zu illustrieren. Anfänglich etwas skeptisch, willigt Daniel ein. Die Arbeit macht ihm immer mehr Spaß. Unter seiner Feder entstehen wunderschöne Zeichnungen.

Das fertige Buch in Händen: Voller Stolz präsentiert Elisabeth ihren Muthasen. Auf Anhieb ist Tim fasziniert von den lustigen Abenteuergeschichten, die Bibber-Benny erlebt.

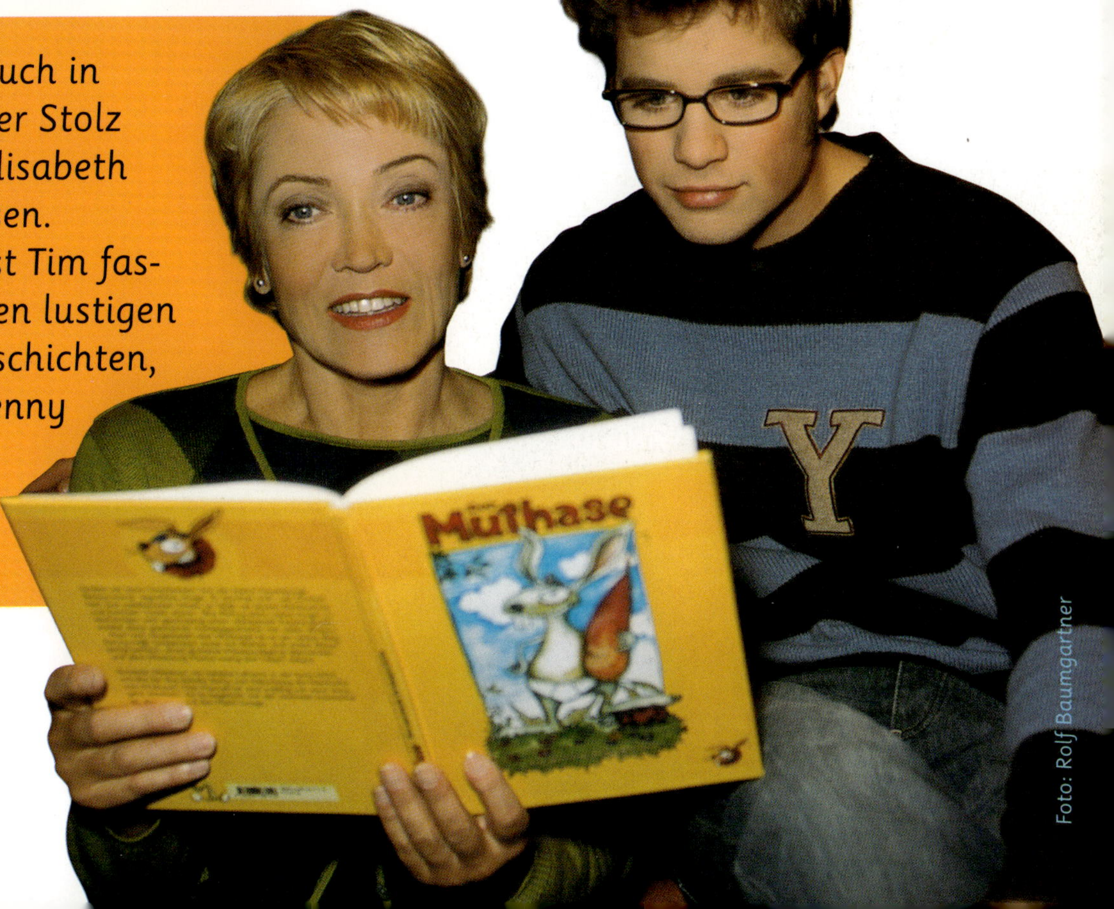

Foto: Rolf Baumgartner

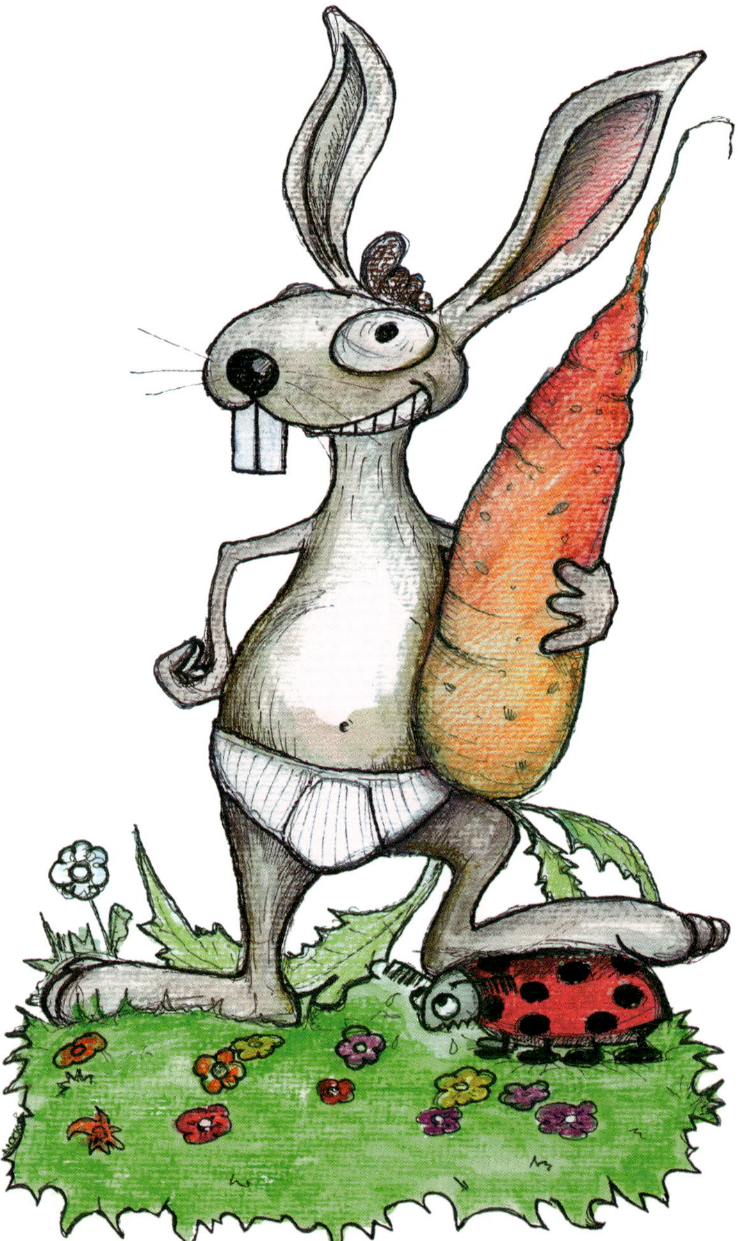

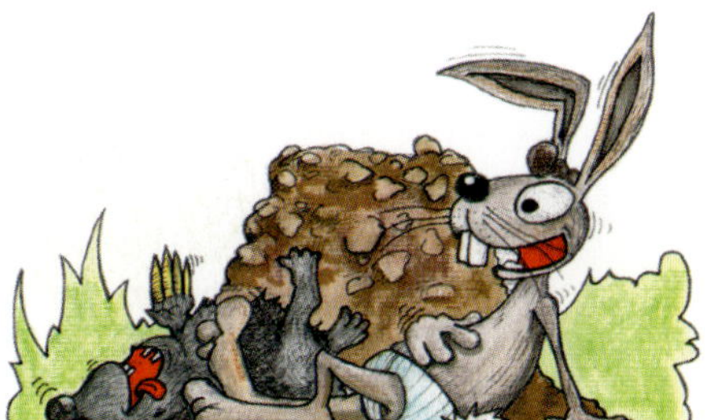

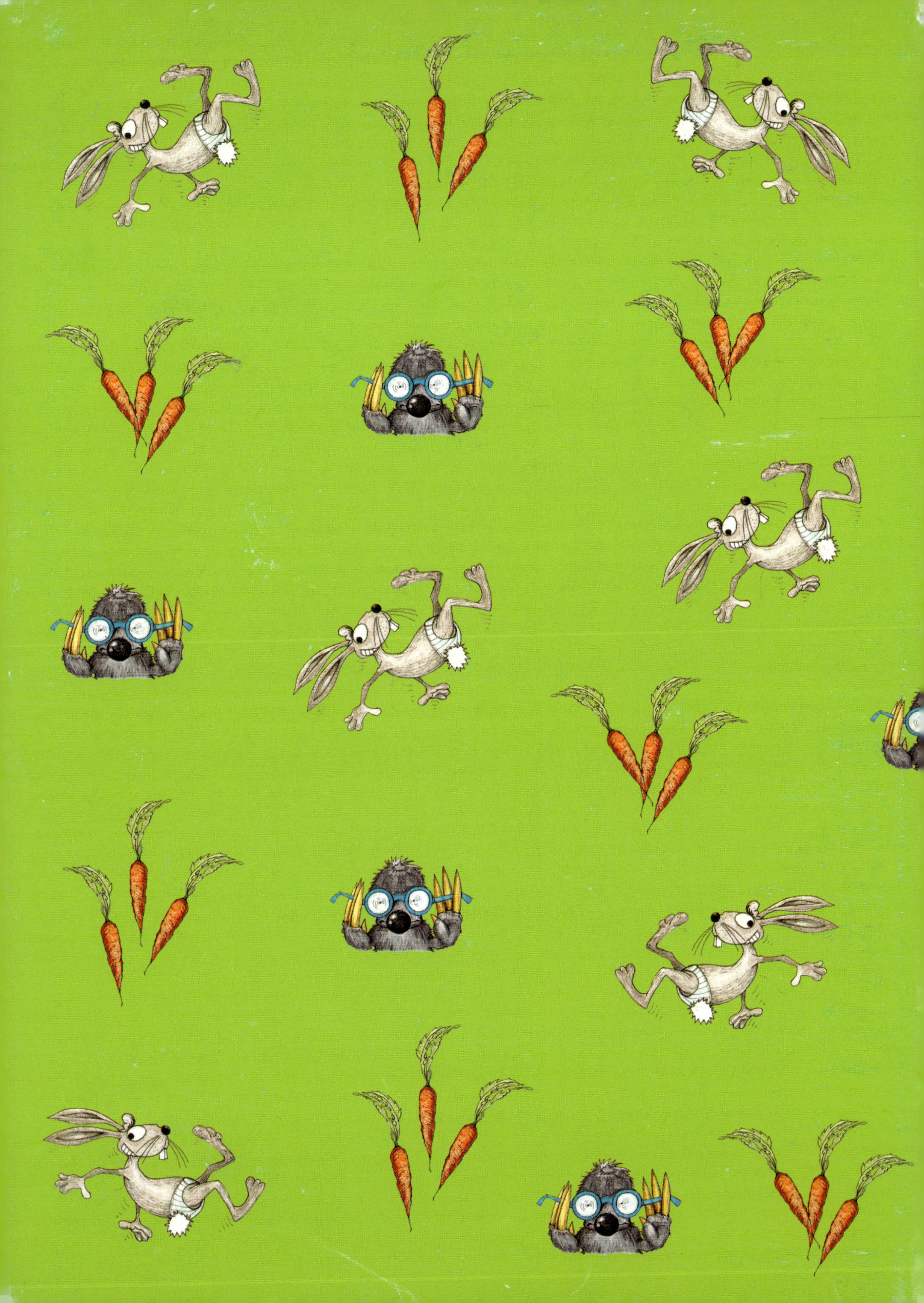